ケア・処置

精神・心理

付録

チョコチョコ使えるポケット・マニュアル

豆チョコ

循環ケア

東京女子医科大学心臓血管外科 **青見茂之** 監修

- アセスメント
- 症状疾患
- 急変対応
- ケア処置
- 精神心理

照林社

口絵
主要動脈

全身の動脈

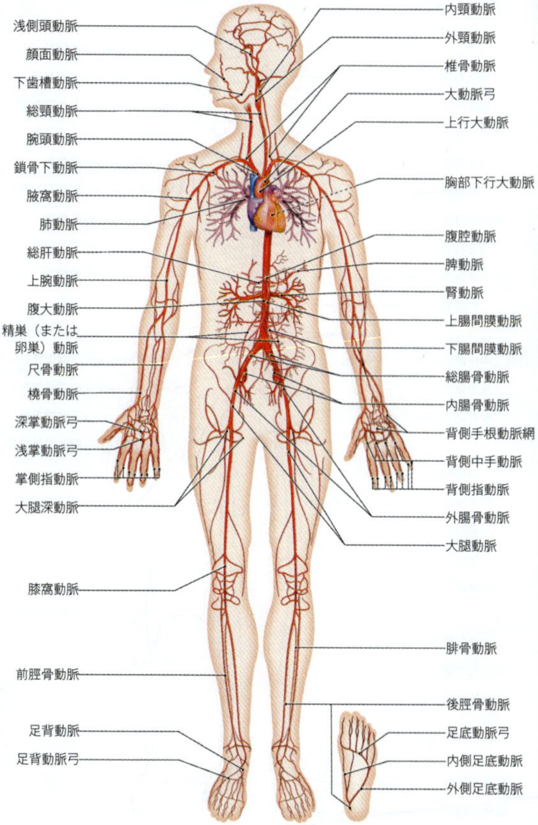

- 浅側頭動脈
- 顔面動脈
- 下歯槽動脈
- 総頸動脈
- 腕頭動脈
- 鎖骨下動脈
- 腋窩動脈
- 肺動脈
- 総肝動脈
- 上腕動脈
- 腹大動脈
- 精巣(または卵巣)動脈
- 尺骨動脈
- 橈骨動脈
- 深掌動脈弓
- 浅掌動脈弓
- 掌側指動脈
- 大腿深動脈
- 膝窩動脈
- 前脛骨動脈
- 足背動脈
- 足背動脈弓

- 内頸動脈
- 外頸動脈
- 椎骨動脈
- 大動脈弓
- 上行大動脈
- 胸部下行大動脈
- 腹腔動脈
- 脾動脈
- 腎動脈
- 上腸間膜動脈
- 下腸間膜動脈
- 総腸骨動脈
- 内腸骨動脈
- 背側手根動脈網
- 背側中手動脈
- 背側指動脈
- 外腸骨動脈
- 大腿動脈
- 腓骨動脈
- 後脛骨動脈
- 足底動脈弓
- 内側足底動脈
- 外側足底動脈

1

口絵
主要静脈

全身の静脈

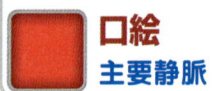

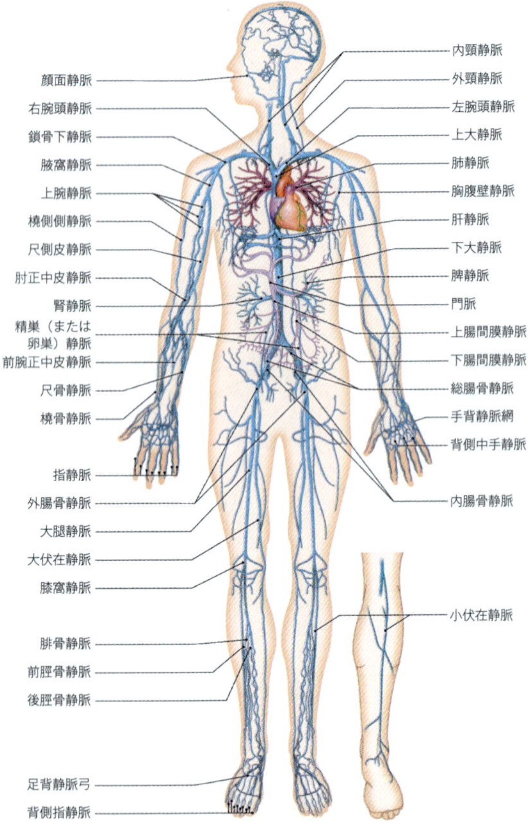

- 内頸静脈
- 外頸静脈
- 顔面静脈
- 右腕頭静脈
- 左腕頭静脈
- 鎖骨下静脈
- 上大静脈
- 腋窩静脈
- 肺静脈
- 上腕静脈
- 胸腹壁静脈
- 橈側皮静脈
- 肝静脈
- 尺側皮静脈
- 下大静脈
- 肘正中皮静脈
- 脾静脈
- 腎静脈
- 門脈
- 精巣（または卵巣）静脈
- 上腸間膜静脈
- 前腕正中皮静脈
- 下腸間膜静脈
- 尺骨静脈
- 総腸骨静脈
- 橈骨静脈
- 手背静脈網
- 背側中手静脈
- 指静脈
- 内腸骨静脈
- 外腸骨静脈
- 大腿静脈
- 大伏在静脈
- 膝窩静脈
- 小伏在静脈
- 腓骨静脈
- 前脛骨静脈
- 後脛骨静脈
- 足背静脈弓
- 背側指静脈

心臓の外観

心臓の前面

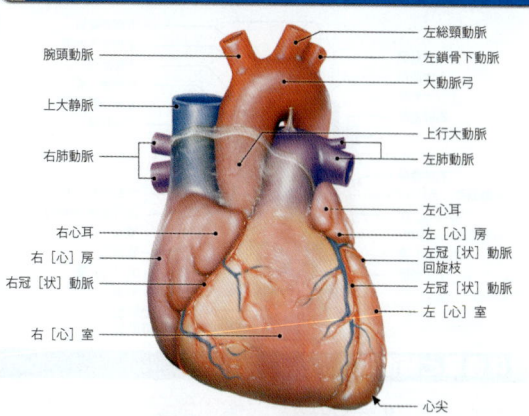

心臓の後面

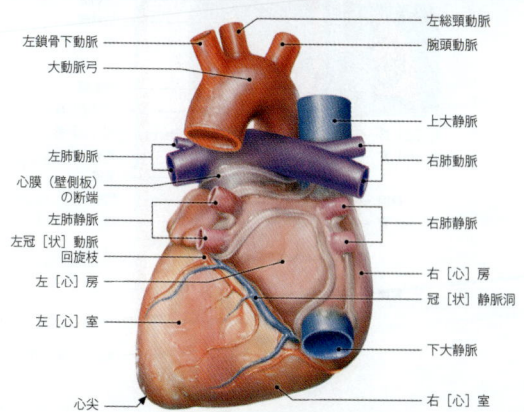

口絵
体循環と肺循環

心臓の内腔と血液の流れ

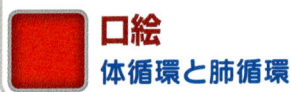

体循環と肺循環

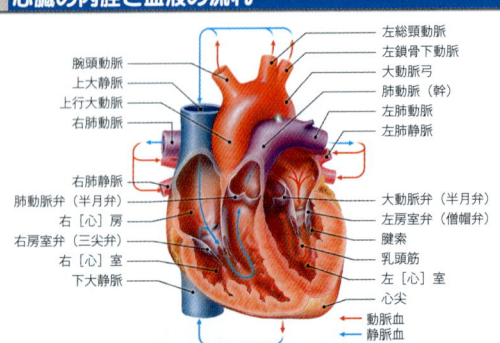

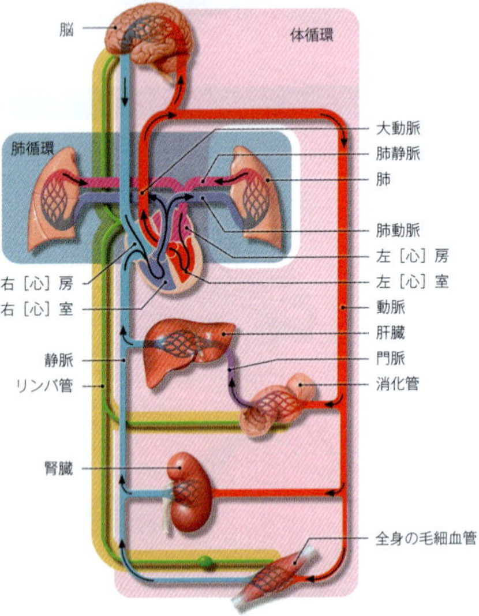

心臓の血管

心臓の血管

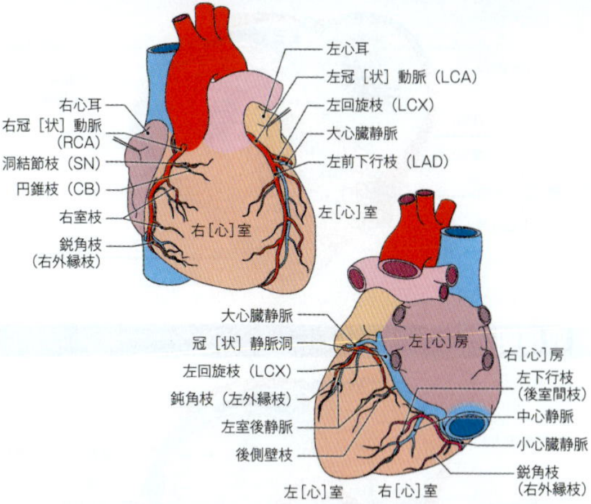

右心耳
右冠［状］動脈（RCA）
洞結節枝（SN）
円錐枝（CB）
右室枝
鋭角枝（右外縁枝）
左心耳
左冠［状］動脈（LCA）
左回旋枝（LCX）
大心臓静脈
左前下行枝（LAD）
右［心］室
左［心］室
大心臓静脈
冠［状］静脈洞
左回旋枝（LCX）
鈍角枝（左外縁枝）
左室後静脈
後側壁枝
左［心］房
右［心］房
左下行枝（後室間枝）
中心静脈
小心臓静脈
鋭角枝（右外縁枝）
左［心］室
右［心］室

冠動脈の走行

大動脈
右冠［状］動脈
洞結節枝
円錐枝
右室枝
鋭角枝（右外縁枝）
房室結節枝
後下行枝（後室間枝）
後 1/3
中隔穿通枝（表面からは見えない）
左冠［状］動脈
左冠［状］動脈主幹部
左前下行枝
左回旋枝
第 1 対角枝
第 2 対角枝
前 2/3
鈍角枝（左外縁枝）
後側壁枝
後下行枝（後室間枝）

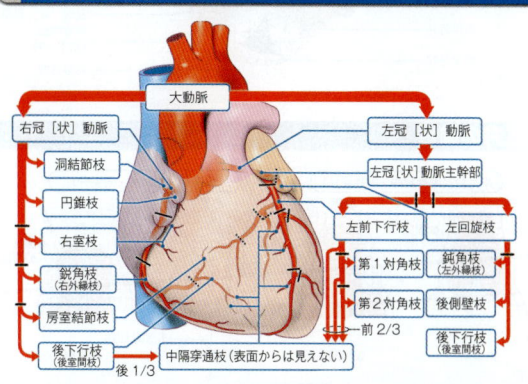

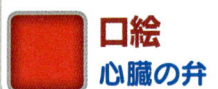

口絵
心臓の弁

拡張期

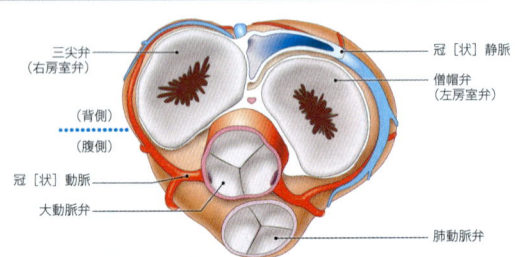

収縮期

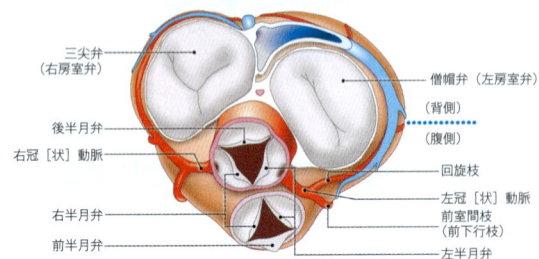

弁の働き

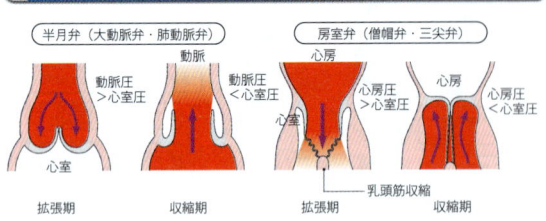

心臓の刺激伝導系

心臓の刺激伝導系

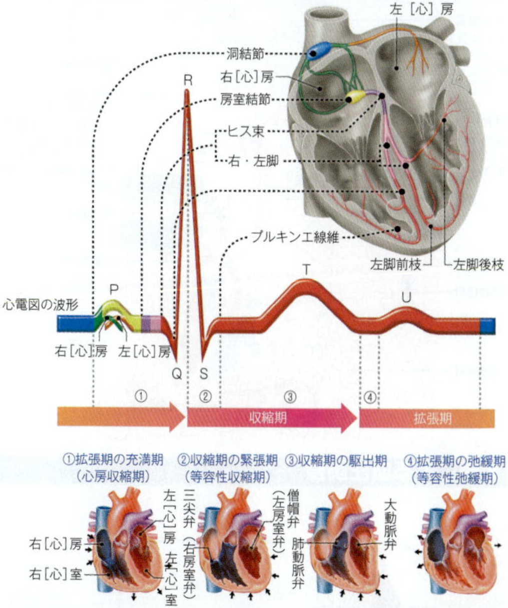

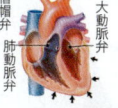

①拡張期の充満期（心房収縮期）　②収縮期の緊張期（等容性収縮期）　③収縮期の駆出期　④拡張期の弛緩期（等容性弛緩期）

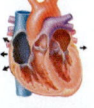

心電図と心音の関係

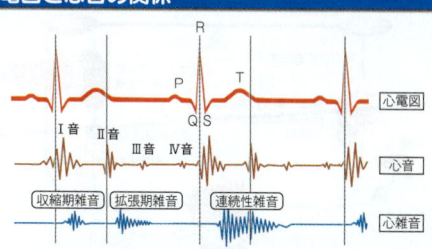

口絵
血圧の調整

神経系の血圧調整

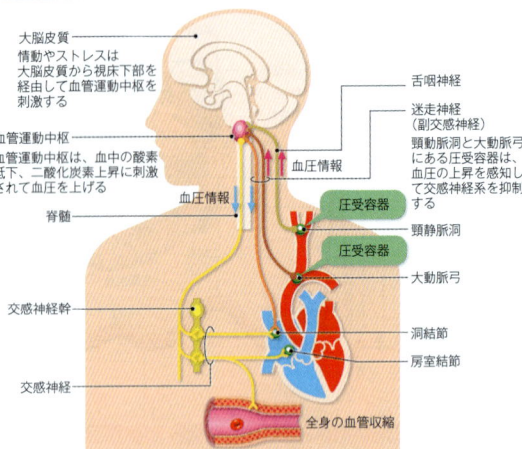

腎臓による血圧調整

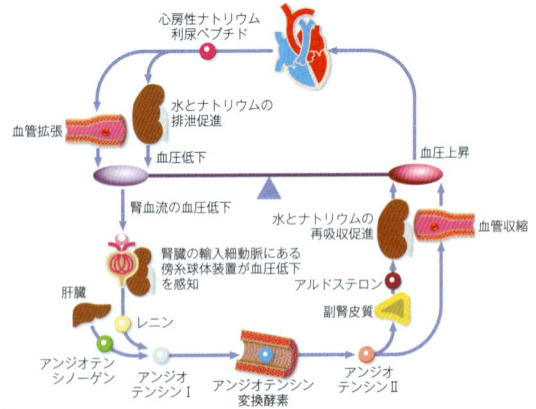

ポケットの中へ

　今回、循環器疾患の基礎知識から専門性の高い最新の知識までをコンパクトに網羅したポケットブックを編集しました。

　多くの疾患の病態を理解し、治療までを記憶しておくことは、むつかしいことです。

　思い出せないことは、他の看護師や医師に質問することが多いでしょう。そういった時にこの本は知識の確認に最適のツールになります。処置の合間に、休憩時間に知識を確認することができると思います。スキルアップの手助けになると思います。

　しかし、まったく初めての疾患は、病態の理解が必要ですから専門書による学習をお勧めします。また、説明が簡単でわかりにくいときも専門書で確認してください。

　循環器疾患は、ダイナミックに変化しますから手早く観察し、アセスメントからケアを行うことが必要になります。循環器治療の醍醐味ですが、急変時などには、特に心電図モニターのアセスメントからケアまでを迅速に行わなければなりません。それは、医師とナーススタッフのチームワークによって遂行されますが、第一発見者の看護師の判断によって救われる命がたくさんあります。皆さんは、非常に重要な役割を担うことになるわけですが、使命感を持って優れたエキスパートナースになることを期待してやみません。

2014年4月

東京女子医科大学心臓血管外科
青見　茂之

目 次

口絵

主要動脈 1
主要静脈 2
心臓の外観 3
体循環と肺循環 4
心臓の血管 5
心臓の弁 6
心臓の刺激伝導系 7
血圧の調整 8

アセスメント

バイタルサイン
脈拍の観察 脈拍の異常とその性状・原因／末梢動脈の触知部位／脈の遅速と大小 13
呼吸の観察 呼吸の視診／呼吸数／換気量 14　呼吸の触診／横隔膜可動域 15
呼吸音聴診 呼吸音の聴診部位／呼吸音の種類／副雑音 16
呼吸パターン 異常呼吸パターン 17
スパイログラム 肺気量／換気機能検査基準範囲 18
体温 熱型／典型的な発熱の経過／体温測定：測定部位による差 19　高体温・低体温／低体温(偶発性低体温症)の症状 20
意識障害 意識障害の原因把握(AIUEO TIPS)／意識障害の種類 21　意識障害時の瞳孔所見と推定病変部位 22
意識障害の見方 ジャパンコーマスケール(JCS, 3-3-9度)／アセスメントのポイント 23　グラスゴーコーマスケール(GCS)／アセスメントのポイント 24
血圧 血圧測定／コロトコフ音とスワン点／血圧の分類 25

循環の観察
視診・触診 視診・触診による観察のポイント／チアノーゼの分類 26
末梢循環 末梢循環のアセスメント／リフィリングタイム(CRT)／アレンテスト／ホーマンズ徴候 27
浮腫 圧痕水腫のレベル／浮腫の原因 28

胸部の聴診
心音 心音の聴診部位／心音の分類 29　心雑音／心雑音の強度(レバイン分類) 30

心電図検査
心電図検査の種類 心電図検査の種類と特徴 31
心電図の見方 心電図の基本波形／基本波形の目安 32
心電図の誘導法 代表的なモニタ心電図の誘導法／12誘導心電図の装着部位 33

心臓カテーテル
心臓カテーテル検査 心臓カテーテル検査 34　右心カテーテルから得られる情報／左心カテーテルから得られる情報 35

冠動脈造影
冠動脈造影検査の合併症／冠動脈造影検査後の観察／穿刺部位別の安静時間／ヨード造影剤の副作用／血管迷走神経反応(VVR) 36　冠動脈病変の狭窄度(AHA分類)／冠動脈の枝と番号(AHA分類)／病変の形態(ACC/AHA分類) 37

動脈血液ガス分析
動脈血液ガス分析の測定項目と基準範囲／動脈血液ガス分析の異常値／アシドーシスとアルカローシスの分類と原因 38

観血的動脈圧モニタリング
観血的動脈圧モニタリング／アーチファクトによる異常波形／アーチファクトへの対処 39

血液凝固・線溶検査
血液凝固・線溶検査 40

症状・疾患

主な徴候
動悸・胸痛 動悸をきたす主な疾患／胸痛の鑑別診断 41
呼吸困難・失神 呼吸困難をきたす主な循環器疾患／NYHA心機能分類／失神をきたす疾患 42
ショック ショックの5P／ショックの病になる分類／ショックの病態による分類／ショックの重症度(ショックスコア) 43
不整脈 期外収縮／心室期外収縮の重症度分類：ローンの分類／頻脈性不

整脈 44 徐脈性不整脈／洞不全症候群（SSS）／脚ブロック 45 危険な不整脈／不整脈と看護のポイント 46

心タンポナーデ 心タンポナーデ／心嚢穿刺部位／心嚢ドレーンの観察 47

心不全 心不全の定義と分類／Killip分類：急性心筋梗塞における心機能障害の重症度分類 48 Forrester分類／Nohria-Stevenson分類／急性心不全治療のフローチャート 49

心臓弁膜症
僧帽弁狭窄症／閉鎖不全症 僧帽弁狭窄症／僧帽弁閉鎖不全症 50
大動脈弁狭窄症／閉鎖不全症 大動脈弁狭窄症／大動脈弁閉鎖不全症 51

虚血性疾患
狭心症・心筋梗塞 虚血性疾患の分類／狭心症の発作の様態別分類／狭心症と心筋梗塞の比較 52 心電図の経時的変化／血清酵素の経時的変化／急性心筋梗塞の機械的合併症 53

弁膜疾患
感染性心内膜炎／収縮性心膜炎 感染性心内膜炎／収縮性心膜炎 54

心筋疾患
肥大型心筋症／拡張型心筋症 肥大型心筋症／拡張型心筋症 55

先天性心疾患
先天性心疾患の分類／主な先天性心疾患の病態・治療 56 先天性心疾患の成人期での問題点 57

動脈疾患
大動脈瘤 大動脈瘤／瘤壁の構造／動脈瘤の発生部位 58
大動脈解離 大動脈解離／大動脈解離の分類 59
末梢動脈疾患 末梢動脈疾患（PAD）／ASOの重症度分類（Fontaine分類）／ABIの指標 60

静脈疾患
深部静脈血栓症／下肢静脈瘤 深部静脈血栓症／下肢静脈瘤／下肢静脈瘤の臨床的重症度分類（CEAP分類） 61
肺血栓塞栓症 肺血栓塞栓症の病因・症状・分類／肺血栓塞栓症の危険因子（後天性因子）／静脈血栓塞栓症

のリスクと予防法／深部静脈血栓症の治療方法と適応 62

急変対応

急変事態と緊急度
急変を起こす可能性の高い疾患・医療行為／CTAS/JTASのトリアージレベル分類 63

心肺蘇生
成人の医療用BLSアルゴリズム 64 ALSアルゴリズム 65

緊急薬剤
心肺蘇生で用いる主な薬剤 66

胸痛への対応
胸痛のアセスメントと対応／胸痛の特徴から予測される重篤な疾患 67

呼吸困難への対応
呼吸困難のアセスメントと対応／呼吸困難の特徴から予測される重篤な疾患 68

ケア・処置

手術と術後管理
術後の観察ポイント 心臓手術の合併症と観察ポイント 69
術後モニタリング 術後の観察／術後の循環系ケアのポイント 70
中心静脈カテーテルの管理 中心静脈カテーテル（CVC） 71
ドレーンの管理 術後ドレーンの種類／胸腔ドレーン／抜去時期 72
疼痛・不穏・せん妄の管理 ICUにおける疼痛・不穏・せん妄のアセスメントと管理 73

カテーテル治療
経皮的冠動脈インターベンション（PCI） 循環器領域のカテーテル治療／経皮的冠動脈インターベンション（PCI）／PCIの方法 74 PCIの合併症／PCI後の観察とケア／治療法の比較 75

冠動脈バイパス術
冠動脈バイパス術の適応・方法・合併症／術式 76

不整脈治療
ペースメーカ／植え込み型除細動器／カテーテルアブレーション 心臓ペースメーカと植え込み型除細動器（ICD）／ペーシングモード／ペー

シング機能不全／ペーシングスパイク 77　ペースメーカ・ICD植え込みによる合併症／カテーテルアブレーション 78

人工弁置換術・弁形成術
人工弁置換術・弁形成術の適応・術式・合併症／人工弁の種類と特徴 79

人工血管置換術／ステントグラフト内挿術
適応・術式／人工血管の種類と特徴 80

抗血栓療法
抗血栓療法薬／合併症と対応 81

感染対策
手術部位感染　術後感染の分類／手術創の清浄度分類／手術部位感染の危険因子 82　SSIバンドル(IHI・米国医療の質改善協会による) 83

標準予防策　標準予防策／標準予防策の実際 84　感染経路別対策 85

虚血性心疾患の予防
虚血性心疾患の危険因子とその予防　虚血性心疾患の危険因子／生活習慣の管理／メタボリック・シンドローム 86

高血圧・脂質異常症の予防　高血圧患者の生活習慣修正項目／降圧目標／脂質管理目標 87

禁煙指導　タバコ依存症スクリーニングテスト／喫煙指数／禁煙の5Aアプローチ 88　喫煙ステージの分類／禁煙支援の方式／禁煙補助薬の種類と特徴 89

運動療法　運動療法の禁忌／運動療法の処方／身体活動量 90

循環器科で使う薬
降圧薬 91　血栓溶解薬 92　抗凝固薬／抗血小板薬 93　強心薬／昇圧薬 94　抗不整脈薬の分類(ボーン・ウイリアムズ分類)／抗不整脈薬 95　狭心症治療薬 96

精神・心理

精神・心理的因子と循環器疾患
心身症／症状性精神障害　循環器心身症／器質性／症状性精神障害 97

せん妄
せん妄の診断・原因　せん妄の診断基準(DSM-5；2013)／せん妄の原因／せん妄を発症する可能性が高い患者の条件 98

せん妄のマネジメント　せん妄の前兆／ICUにおける疼痛・不穏・せん妄のアセスメントと管理／せん妄のマネジメント／せん妄誘発因子への対策 99

せん妄・うつ病・認知症の比較　せん妄・うつ病・認知症の比較 100

付録

痛みのアセスメント　BPS (Behavioral Pain Scale)／CPOT(Critical-Care Pain Observation Tool) 101

鎮静レベルのアセスメント　ラムゼイスコア／SAS(鎮静興奮評価スケール) 102　RASS(鎮静・興奮評価スケール) 103

せん妄のアセスメント　ICDSC (Intensive Care Delirium Screening Checklist) 104

不安・抑うつのアセスメント　不安・抑うつ測定尺度(HADS)／ペブローによる不安のレベル 105

精神状態のアセスメント　簡易精神状態検査(MMSE) 106

略語
循環器領域で用いる略語 107

索引 124
参考文献 128

表紙・カバーデザイン：小口翔平＋西垂水敦(tobufune)
カバーイラスト：坂木浩子
本文イラスト：村上寛人／中村知史
本文レイアウト・DTP：トライ

アセスメント バイタルサイン
脈拍の観察

脈拍の異常とその性状・原因

脈拍異常		性状	異常の原因
脈拍数	頻脈	成人100回/分以上	循環血液量減少性ショック、敗血症性ショック、心機能亢進
	徐脈	成人60回/分以下	頭蓋内圧亢進、甲状腺機能低下症、神経原性ショック、閉塞性黄疸、迷走神経反射（緊張状態）など
脈の遅速	速脈	脈波の立ち上がり速度の速い脈	大動脈弁閉鎖不全症、動脈管開存症、バルサルバ洞動脈瘤破裂、甲状腺機能亢進症
	遅脈	脈波の立ち上がり速度の遅い脈	大動脈弁狭窄症、動脈硬化
脈の大きさ	大脈	拍動が強い脈（1回拍出量大）	敗血症性ショック、動脈硬化、動静脈瘻、甲状腺機能亢進症、バルサルバ洞動脈瘤破裂、高血圧、徐脈（完全房室ブロック）、大動脈弁閉鎖不全症、動脈管開存症
	小脈	拍動が弱い脈（1回拍出量小）	大動脈弁狭窄症、心タンポナーデ、頻脈
その他	交互脈	拍動の強弱が交互に起こる	心筋梗塞・心筋炎など心筋障害、重症心不全、拡張型心筋症
	二峰性脈	最初に急峻な峰があり、続いて緩徐な峰を生じる	肥大型心筋症

末梢動脈の触知部位

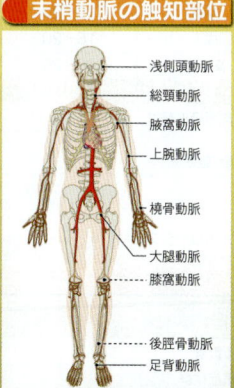

- 浅側頭動脈
- 総頸動脈
- 腋窩動脈
- 上腕動脈
- 橈骨動脈
- 大腿動脈
- 膝窩動脈
- 後脛骨動脈
- 足背動脈

脈の遅速と大小

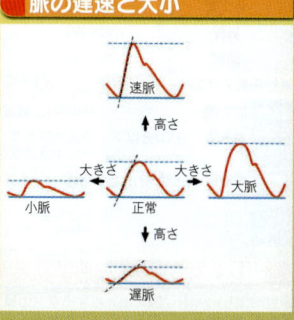

アセスメント バイタルサイン
呼吸の観察

呼吸の視診

呼吸の観察	呼吸数	●胸郭や腹壁の動きから、呼吸回数を1分間測定
	胸郭の上下動	●呼吸の形式(胸式呼吸、胸式呼吸+横隔膜呼吸、横隔膜呼吸)、呼吸の深さ
	呼吸のリズム	●吸気と呼気のパターン・規則性、呼吸の深さ ●正常:吸息期(1秒)、呼息期(1.5秒)、休止期(1秒)の繰り返し、1呼吸3～5秒。リズムは一定
	呼吸の状態	●呼吸困難や喘鳴の有無 ●努力呼吸、起座呼吸、口すぼめ呼吸、チアノーゼ→呼吸困難
胸郭の観察		深呼吸時の胸郭運動、吸気・呼気時の状態、胸郭の形と動き
		●肩、鎖骨、肩甲骨などの脊椎線や胸骨中央線に対する左右対称性 ●正常:左右対称
		●胸郭の前後径と横径の比率 ●正常:前後径/横径=1:1.5～2
		●胸郭全体の動きの左右対称性 ●正常:左右対称
胸部以外の観察	皮膚	●口唇、爪の色、チアノーゼの有無 ●黒っぽい皮膚色:動脈血酸素濃度の低下
	ばち状指	●手の爪の角度 ●爪床部と指先との正常な角度:約160度 ●180度以上→ばち状指

呼吸数

●基準値

年齢	呼吸数(回/分)	年齢	呼吸数(回/分)
新生児	40～50	学童	18～20
乳児	30～40	成人	16～20
幼児	20～30	高齢者	16～25

●呼吸数の異常

減少	無呼吸	呼吸停止・睡眠時無呼吸症候群
	徐呼吸:9回/分以下	頭蓋内圧亢進 呼吸中枢抑制(麻酔・睡眠薬)
増加	頻呼吸:25回/分以上	発熱 肺炎 呼吸不全 代謝性・呼吸性アルカローシス

換気量

単位時間(1分間)に肺に出入りする空気の量
換気量=1分間の呼吸数×1回の換気量

減少	低呼吸(低換気)	呼吸筋麻痺、薬剤による影響
増加	過呼吸(過換気)	運動、強い緊張、過換気症候群

呼吸の触診

触診で用いる手指部位	●繊細な触覚：指尖部（指の腹） ●振動覚：中指骨関節部または手の尺側 ●温感：手背部	
皮膚の触診	●皮膚の緊張度、温度、疼痛の有無 ●皮下気腫：皮膚を軽く圧迫する皮下で空気がプチプチいうような手触り→縦隔気腫、気胸	
胸郭の動き	胸郭の拡張	●背部：第10胸椎を挟んで両手を当て、両母指で皮膚を寄せてたるませ、深呼吸時の吸気での両母指の離れ具合を見る ●前胸部：第5肋間を中心に軽くたるませて両手を当て、深呼吸時の手の動きによって拡張の程度や動きの左右対称を見る ●正常：4～5cm前後、左右対称 ●異常：狭小、左右非対称→COPD、肺炎、急性胸膜炎、胸水貯留、無気肺、気胸、胸膜癒着など
	音声振盪	●できる限り低く長い声で「ひとーつ」と繰り返してもらい、胸郭の各部で音声による振動を触知する ●音声振盪の増強：肺炎や腫瘍・線維化 ●音声振盪の減弱・消失：胸膜の肥厚、気胸、無気肺、痰・胸水貯留など

●音声振盪の観察

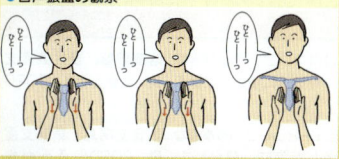

●横隔膜可動域の測定

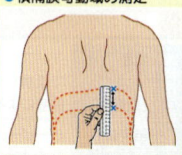

横隔膜可動域

意義	●横隔膜の可動性の観察
方法	●吸気と呼気で横隔膜が動く範囲の測定 ●息を吸い、止めてもらい打診で共鳴音から濁音に変わる位置に印を付ける ●息を吐いてもらい共鳴音から濁音に変わる位置に印を付ける ●2つの印の間隔を測定する ●横隔膜の運動の範囲により、横隔膜の収縮の程度がわかる。また、左右差がないかも観察する
正常間隔	●成人男性：5～6cm ●成人女性：3～4cm
可動域減少	●肺過膨張（COPD）、無気肺、横隔神経麻痺など

アセスメント バイタルサイン
呼吸音聴診

呼吸音の聴診部位

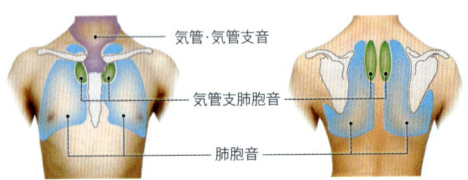

気管・気管支音
気管支肺胞音
肺胞音

呼吸音の種類

気管音 気管支音	気流が声門で渦状となることにより聞かれる。スースー、またはザーザーという音。気管、気管支の走行に近い部分で、吸気、呼気ともに聴取される
肺胞音	肺胞に空気が流入し肺胞が拡張することにより起こる。吸気時のみ聞かれる柔らかな音
異常呼吸音	呼吸音の減弱や消失、呼気延長、肺胞部分の気管支呼吸音化など

副雑音

連続性ラ音（乾性ラ音）	鼾音（かんぱいおん）（ロンカイ）[低音性]	ズーズー、ゴロゴロといういびき様で低音な音。吸気時に強い。気道の狭窄による	喀痰貯留、慢性気管支炎、気管支喘息、COPD
	笛声音（てきせいおん）（ウィーズ）[高音性]	ピーピー、ヒューヒューという高調な笛のような音。呼気時に聞かれる。末梢気道の狭窄による	気管支喘息、気管支痙攣、COPD、うっ血性心不全、気道異物
断続性ラ音（湿性ラ音）	捻髪音（ねんぱつおん）（ファインクラックル）[細]	チリチリ、バリバリという高調性の断続音。吸気の後半部に密集して聞かれる。閉塞していた末梢気道の再開通に伴い起こる	無気肺、肺線維症、間質性肺炎、石綿肺、膠原病肺
	水泡音（すいほうおん）（コースクラックル）[粗]	ブツブツ、ズルズルという比較的低調な音。吸気の前半部に聞かれる。痰による	慢性気管支炎、気管支拡張症、肺炎、肺水腫（うっ血性心不全）
胸膜摩擦音（握雪音）(あくせつおん)		ギュギュという雪を握るような音。胸膜面に線維素が析出し表面が粗くなっている時に発生する。吸気、呼気に聞かれる	胸膜炎、肺炎

アセスメント 呼吸パターン

異常呼吸パターン

分類	名称	説明
呼吸数と深さの異常	頻呼吸	呼吸の深さは変わらないが、呼吸数が正常より増加。1分間に25回以上
	徐呼吸	呼吸の深さは変わらないが、呼吸数が正常より減少。1分間に12回以下
	多呼吸	呼吸数も呼吸の深さも増加
	少呼吸	呼吸数も呼吸の深さも減少
	過呼吸	呼吸数は変わらないが、呼吸の深さが増加
	無呼吸	呼吸の一時的停止
リズムの異常	チェーンストークス呼吸	無呼吸と深く速い呼吸が交互に出現する
	ビオー呼吸	呼吸の振り幅は変化せず、同じ深さの呼吸と無呼吸が交互に出現する
	クスマウル呼吸	異常に深く遅い呼吸が持続する
	あえぎ呼吸	徐呼吸で長い呼吸停止がある。死戦期呼吸ともいう
努力呼吸	下顎呼吸	下顎を下方に動かし口を開いて吸気する
	鼻翼呼吸	鼻翼が呼吸に応じてピクピクする
	陥没呼吸	胸腔内が陰圧になり、吸気時に胸壁が陥没する
	肩呼吸	肩を上下させて呼吸する
異常な胸部・腹部の動き	奇異呼吸（シーソー呼吸）	吸気時に胸郭が収縮し、呼気時に拡張する（引っ張られる）

17

アセスメント バイタルサイン
スパイログラム

肺気量

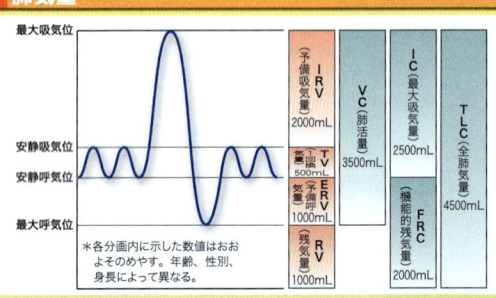

※各分画内に示した数値はおおよそのめやす。年齢、性別、身長によって異なる。

分類	内容
TLC(全肺気量)	肺内のすべての空気量。肺活量と残気量を合わせたもの
IC(最大吸気量)	安静にした状態から最大吸気した状態までの空気量
FRC(機能的残気量)	安静にした状態で、なお肺内に残っている空気の量
VC(肺活量)	最大吸気した状態から最大呼出した空気の量 肺活量＝予備吸気量＋1回換気量＋予備換気量
IRV(予備吸気量)	安静吸気後さらに吸入できる吸気の量
TV(1回換気量)	安静呼吸時の1回の呼気量または吸気量
ERV(予備呼気量)	安静呼気後にさらに呼出できる呼気の量
RV(残気量)	最大呼気後に肺に残る空気量
DS(死腔量)	血液とガスの交換に関与しない部分

換気機能検査基準範囲

VC(肺活量) 成人男子 成人女子	最大吸気後、最大呼気位まですべて吐き出した空気の量 3000～4000mL 2500～3500mL
%VC(%肺活量)	性、年齢、身長が同じ健常人の値に対する割合。拘束性換気障害で低下 80%以上 (肺活量測定値÷予測肺活量)×100% 予測肺活量(Baldwinの予測式) **男性**：(27.63−0.112×年齢)×身長cm **女性**：(27.78−0.101×年齢)×身長cm
FVC(努力肺活量)	最大吸気後、一気に呼出し、1秒量などを測定
FEV_1(1秒量)	努力性呼気時の初めの1秒間での呼気量 2500～4000mL
FEV_1/FVC(1秒率)	呼気の吐き出しやすさ。閉塞性換気障害で低下 70%以上 (1秒量÷肺活量)×100%

アセスメント 体温

熱型

熱型	稽留熱	弛張熱	間欠熱	波状熱
グラフ	(℃) 39/38/37/36	(℃) 39/38/37/36	(℃) 39/38/37/36	(℃) 39/38/37/36
定義	日内変動が1℃以内の高熱が持続する	日内変動が1℃以上で、37℃以下にならない	日内変動が1℃以上で、37℃以下になる時期がある	有熱期と無熱期を交互に繰り返す
疾患	重症肺炎、粟粒結核、腸チフスの極期、髄膜炎	敗血症、多くのウイルス性感染症、化膿性疾患、悪性腫瘍、膠原病	マラリア、胆道感染症	ブルセラ症、ホジキン病、胆道閉鎖症、多発性神経炎、脊髄障害

典型的な発熱の経過

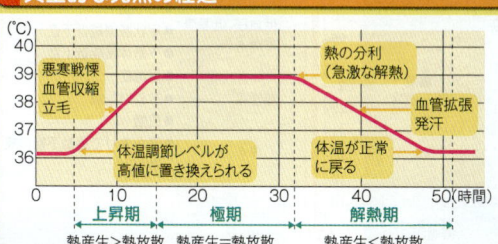

異常な発熱パターンを示す疾患・状態	感染症、癌、アレルギー反応、ホルモン異常（褐色細胞腫や甲状腺機能亢進症など）、自己免疫疾患（関節リウマチなど）、熱中症、薬剤（麻酔薬、抗精神病薬など）、脳外傷、脳腫瘍

体温測定：測定部位による差

直腸温 ≧ 鼓膜温 ＞ 口腔温 ＞ 腋窩温

直腸温 － 鼓膜温 ＝ 0.2～0.3℃
直腸温 － 口腔温 ＝ 0.4～0.6℃
直腸温 － 腋窩温 ＝ 0.8～0.9℃
口腔温 － 腋窩温 ＝ 0.2～0.3℃

アセスメント バイタルサイン
体温

高体温・低体温

分類	℃	徴候／症状／疾患
高熱 >39℃	42 41 40	**悪性高熱**：吸入麻酔薬、筋弛緩薬 **熱中症**：炎天下のスポーツや作業 **中枢性高熱**：脳血管障害、頭部外傷、脳腫瘍など
中等熱 38～39℃	39 38	各種感染症
微熱 37～38℃	37	内分泌・代謝性疾患
平熱 35～37℃	36 35	血液疾患など
低体温 <35℃ 軽症 33～35℃	34 33	シバリング 頻脈、過換気
中等症 30～33℃	32 31 30 29 28	反射の消失 瞳孔拡大
重度 25～30℃	27 26 25 24 23 22 21 20	低血圧、低灌流 意識消失 無呼吸 心停止
著明 25℃<		

＜低体温のリスク＞
- 高齢者
- 乳幼児
- 中枢神経抑制薬
- 心不全
- 甲状腺機能低下症
- 下垂体機能低下症
- 尿毒症
- アジソン病
- 飢餓
- 寝たきりで運動不能の疾患など

● シバリングは、不随意の体の震えで、筋収縮によって熱産生を行おうとする生理的反応であり、これが見られたら、電気毛布などによる人工的な熱産生が必要となる

低体温（偶発性低体温症）の症状

	体温	意識	身体所見	心拍数
軽症	35～33℃	無関心・傾眠傾向	筋攣縮	正常
中等症	33～32℃	健忘・意思疎通困難	筋攣縮・運動失調	低下
	32～30℃	錯乱・混乱	筋硬直・歩行不能	徐脈
重症	30～28℃	半昏睡	筋硬直・瞳孔散大	高度徐脈
	28～25℃	昏睡	瞳孔散大	心室細動の出現
	25℃以下	深昏睡	瞳孔散大・腱反射消失	

アセスメント 意識障害

意識障害の原因把握（AIUEO TIPS）

A	alcoholism	アルコール中毒、ビタミンB₁欠乏
I	insulin（糖尿病性昏睡）	高血糖（糖尿病性ケトアシドーシス、高血糖高浸透圧症候群）、低血糖
U	uremia	尿毒症、内分泌異常、低酸素血症
E	encephalopathy（脳症）	高血圧性脳症、肝性脳症、ウェルニッケ脳症
E	electrolyte（電解質異常）	高カルシウム血症、低ナトリウム血症
E	electorocardiogram（不整脈）	不整脈（アダムス・ストークス症候群）
O	oxygen（呼吸障害・呼吸不全）	低酸素血症、CO₂ナルコーシス、過換気症候群
T	trauma（外傷）	頭部外傷
T	temperature（高／低体温）	偶発性低体温症、熱中症、悪性症候群
I	infection（感染症）	髄膜炎、脳炎
I	intoxication（中毒）	向精神薬、麻薬、鎮静薬
P	psychogeneic（精神疾患）	ヒステリー性、せん妄
S	stroke（脳血管障害）	脳梗塞、クモ膜下出血、脳内出血
S	shock（ショック）	循環血液量減少、心拍出量低下
S	seizure（痙攣）	てんかん

意識障害の種類

無欲		意識障害の最も軽いもので、覚醒しているが周囲に関心がなく、興味を示さない
せん妄		覚醒しているが、見当識障害があり、錯覚や幻覚が見られ、無意味な言葉を発したり、暴れたりする
意識障害	傾眠	外界の刺激に対して覚醒するが、刺激がないとすぐにウトウトする状態
	昏迷	外界の刺激に緩慢に反応し、刺激がないと眠ってしまう状態
	半昏睡	強い疼痛や、激しく体を揺り動かすと、顔をしかめたり手足を引っ込めたりする状態
	昏睡	外部のいかなる刺激にも無反応な状態

21

アセスメント バイタルサイン
意識障害

意識障害時の瞳孔所見と推定病変部位

正中位・同大
病変部位…大脳の広範な領域
疾患…代謝性脳症(低血糖など)
　　　　睡眠薬中毒

対光反射(＋)
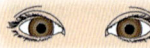
3～4mm

両側の高度の縮瞳 (pin-point pupils)
病変部位…橋
疾患…橋出血、脳幹部梗塞、
　　　　モルヒネ中毒

対光反射(＋)

2mm以下

両側同大
病変部位…中脳
疾患…視床出血、
　　　　正中ヘルニアを起こす疾患

対光反射(－)

3～4mm

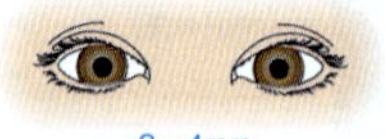

一側性の散瞳 (瞳孔不同：anisocoria)
病変部位…散瞳側の大脳半球
　　　　　　(片側の小脳テント上の病変)
疾患…脳浮腫や出血などの頭蓋内圧亢進、
　　　　テント切痕ヘルニアを起こす疾患

散瞳側の対光反射(－)

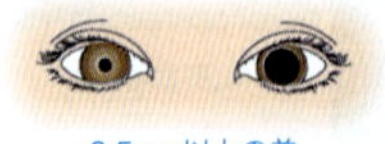

0.5mm以上の差

両側の瞳孔散大
疾患…中脳障害、心停止

対光反射(－)

5mm以上

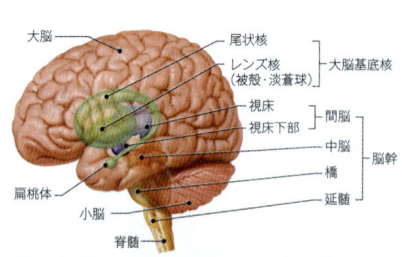

22

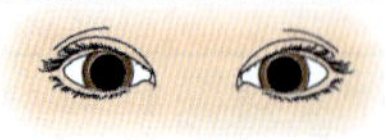

アセスメント 意識障害の見方

ジャパンコーマスケール（JCS、3-3-9度）

Ⅰ 覚醒している （1桁の点数で表現）	1（Ⅰ-1）	見当識は保たれているが意識清明ではない
	2（Ⅰ-2）	見当識障害がある
	3（Ⅰ-3）	自分の名前、生年月日がいえない
Ⅱ 刺激に応じて一時的に覚醒する （2桁の点数で表現）	10（Ⅱ-1）	普通の呼びかけで開眼する
	20（Ⅱ-2）	大声で呼びかけたり、強く揺すると開眼する
	30（Ⅱ-3）	痛み刺激を加えつつ、呼びかけを続けるとかろうじて開眼する
Ⅲ 刺激しても覚醒しない （3桁の点数で表現）	100（Ⅲ-1）	痛み刺激に対して払いのけるなどの動作をする
	200（Ⅲ-2）	痛み刺激で手足を動かしたり、顔をしかめたりする
	300（Ⅲ-3）	痛み刺激に対しまったく反応しない

（注）R（restlessness）：不穏状態、I（incontinence）：失禁、
A（akinetic mutism, apallic state）：無動性無言・自発性喪失
● 記載例：100-I、20-RI

アセスメントのポイント

見当識をみる質問例	●「今日は何月ですか？」
	●「私の職業は何ですか？」
	●「ここはどこですか？」
刺激のステップ	● 無刺激→普通の呼びかけ→大声での呼びかけ→体を揺さぶる→痛み刺激
	● 刺激を1つずつステップアップさせて反応を見る
	● 痛み刺激は、「体を揺さぶる」で反応がない患者に対して行われるので、ある程度の強さが求められる
痛み刺激の加え方	● 四肢の爪部を鈍的に圧迫、または胸骨部を手拳で圧迫
	● 何度も行うと皮膚や爪が傷む恐れがあるため注意する
	● 痛み刺激を加える際、①痛み刺激に加えて呼びかけを繰り返す、②麻痺側は避ける、③感覚障害の有無が不明な場合は、複数箇所（左右とも）に痛み刺激を加える
	● クモ膜下出血では、痛み刺激によって再破裂をきたす危険性があるため注意する
睡眠と意識障害の見きわめ	● 刺激をやめると眠り込んでしまう（開眼状態を維持できない）場合は、意識障害が疑われる
	● 無刺激で15秒以上覚醒が保てれば、「覚醒している」と判断する1つの指標となる

アセスメント バイタルサイン
意識障害の見方

グラスゴーコーマスケール（GCS）

E	開眼 eye opening	4	自発的に、または普通の呼びかけで開眼する
		3	強く呼びかけると開眼する
		2	痛み刺激で開眼する
		1	痛み刺激でも開眼しない
V	言語 best verbal response	5	見当識が保たれている
		4	会話はできるが、見当識障害がある
		3	発語はあるが、会話は成立しない
		2	理解不明な発声のみで、言葉にならない
		1	発声なし
M	運動 best motor response	6	命令に従って四肢を動かす
		5	痛み刺激に対し手で払いのける
		4	痛み刺激に対し四肢を引っ込める
		3	痛み刺激に対して脇が閉じた状態で屈曲（除皮質硬直）
		2	痛み刺激に対して上肢を伸展（除脳硬直）
		1	体動が見られない

- 各項目を「E：2、V：1、M：4 計7点」などのように表現する
- 最重症は3点、最軽症は15点

判定	15点	14点	9～13点	3～8点
	正常	軽症	中等症	重症

アセスメントのポイント

M6（命令に従う）	●患者の手を軽く握り、「手を握ってください」と声をかける ●指示どおりに患者が手を握り返してきた場合は、反射に伴う強制把握である場合もあるので、「手を離してください」と声をかける ●「握る、離す」の指示どおりに動作できれば、命令に従うことが可能であると判断できる
M3（除皮質硬直反応有）とM4（疼痛刺激に対し逃避する）	●痛み刺激に対して、脇が閉まったり、手肘関節の屈曲、下肢の内転や伸展、足の底屈が見られる場合はM3 ●痛み刺激で素早い反応（手を体幹に寄せる、ピクッと体幹を動かす）がある場合はM4

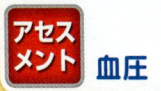

アセスメント 血圧

血圧測定

マンシェットのゴム嚢の幅(成人)*	上腕	12～14cm
	大腿	18～20cm
マンシェットのゴム嚢の長さ(成人)	上腕	22～24cm
	大腿	48～50cm
測定前の安静時間**		測定体位で5分以上
マンシェットを巻く強さ		指が1～2本入る程度
マンシェットの下縁の位置		肘窩の2～3cm上
加圧の目安		触診値(平常値)より20～30mmHg高くする
減圧速度(血圧測定点付近)		1拍動2～3mmHg
測定値の読み方		2mmHg単位の偶数値を読み、中間の場合は低い値を読む

*マンシェットの幅が広いと血圧は低く、幅が狭いと血圧は高く測定される
**測定前の運動、入浴、食事、タバコ、精神的緊張、寒冷曝露などは、血圧測定値に影響を及ぼすので避ける

コロトコフ音とスワン点

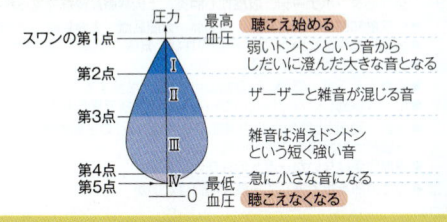

スワンの点	音
第1点	聴こえ始める / 弱いトントンという音からしだいに澄んだ大きな音となる
第2点	ザーザーと雑音が混じる音
第3点	雑音は消えドンドンという短く強い音
第4点	急に小さな音になる
第5点	聴こえなくなる

血圧の分類

日本高血圧学会、2009

- Ⅲ度(重症)高血圧≧180または≧110
- Ⅱ度(中等症)高血圧≧160～179または100～109
- Ⅰ度(軽症)高血圧≧140～159または90～99
- 正常高血圧値130～139または85～89
- 正常血圧<130かつ<85
- 至適血圧<120かつ<80

※収縮期高血圧(収縮期血圧≧140、拡張期血圧<90)

アセスメント 循環の観察
視診・触診

視診・触診による観察のポイント

観察項目	観察のポイント
全身状態	●身体がスムーズに動くか ●意識は清明か ●楽に呼吸しているか ●苦痛表情をしていないか ●顔色がよく、チアノーゼがないか
手指の観察	●手指形態に異常がないか(ばち指) ●ばち状指：チアノーゼ性心内疾患、感染性心内膜炎、肺癌、間質性肺炎、肝硬変、クローン病、潰瘍性大腸炎などで見られる 約160度 正常 / 約180度以上 ばち状指
胸部の外観	●正中線をはさんで鎖骨中央は左右対称か ●胸郭に変形はないか(陥没、突出、隆起、側彎) ●呼吸時、左右の肩、鎖骨、胸郭は左右対称か
頸静脈	●頸静脈の拍動はないか ●頸静脈の怒張はないか ●頸静脈怒張：中心静脈圧の上昇を反映。三尖弁狭窄、三尖弁閉鎖不全、心タンポナーデ、収縮性心膜炎、上大静脈症候群で見られる
動脈の触知	●動脈触知部位：橈骨動脈、頸動脈、大腿動脈、上腕動脈、足背動脈 ●脈拍に異常はないか(数、脈拍の性状、緊張：13頁「脈拍」参照) ●脈拍の左右差、上下肢差はないか
振戦(スリル)	●胸壁上を手掌上部(第2・3指の付け根)で触診する ●細かな振動(スリル)はないか→心室中隔欠損で見られる
腹部の観察	●腹部大動脈(上腹部から中腹部の正中線付近)の拍動性腫瘤はないか →腹部大動脈瘤の存在の確認 ●腹部膨満はないか→腹水の存在の確認
下肢の観察	●脛骨前部を指で押して圧痕(浮腫)はないか

チアノーゼの分類

	中心性	末梢性
病態	●動脈血酸素飽和度の低下 ●SpO_2低下、還元ヘモグロビン5g/dL以上	●末梢循環不全 ●SpO_2は正常もしくはわずかに低下
観察部位	口唇、口腔粘膜、爪床など	末梢循環不全が起こっている局所
原因	●肺の異常：呼吸不全による低酸素血症など ●心臓の異常：先天性心疾患による右→左シャントなど ●ヘモグロビンの異常：メトヘモグロビン血症など	●心臓の異常：心不全による心拍出量の低下 ●動脈閉塞：閉塞性動脈硬化症(ASO) ●静脈閉塞：血栓性静脈炎、静脈瘤 ●温度による血管変化：寒冷による末梢血管の収縮、レイノー症候群

アセスメント 末梢循環

末梢循環のアセスメント

チアノーゼ	末梢循環不全の徴候（26頁参照）
リフィリングタイム（CRT）	毛細血管再充満時間。循環状態の簡易評価法
アレンテスト	手指の動脈循環を確認するテスト
ホーマンズ徴候	下肢の静脈循環を確認するテスト

リフィリングタイム（CRT）

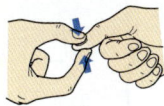 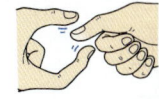

● 正常では血流が戻り2秒未満で再びピンク色になる。2秒以内にもどらなければ末梢循環不全が起こっている

①爪床を軽く5秒押える。血流がなくなり指先は白くなる
②指先を離す

アレンテスト

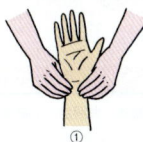 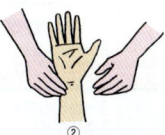

① ②

● 手のひらの色が元に戻らければ、指を離したほうの動脈に循環不全が起こっている。紅潮すれば、側副血行があることを示す

①患者の片方の手を持ち上げ、橈骨動脈と尺骨動脈の両方を圧迫する。その状態で、硬く拳を握ってもらい、次に拳を緩めてもらう
②検者は、一方の動脈に当てた指を離すと、通常、患者の手掌は、3～5秒以内で元のピンクがかった色に戻る。これを繰り返し、もう一方の動脈でも同様に指を離して、手掌の色の戻り具合を見る

ホーマンズ徴候

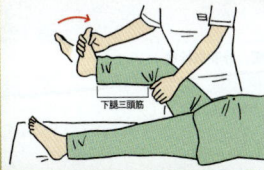

下腿三頭筋

患者に仰臥位になって、両足を伸展してもらう。片方の手でつま先部分を、もう片方の手で膝部分を支え、膝を少しだけ曲げる。足首を背屈させ、下腿三頭筋を突っ張らせる。下腿三頭筋に痛みがあれば、ホーマンズ徴候陽性で、深部静脈血栓症の可能性がある

循環の観察

アセスメント

浮腫

圧痕水腫のレベル

レベル1+	レベル2+	レベル3+	レベル4+
● 圧迫するとわずかな圧痕ができるがすぐに消失する ● 足部の外観は普通である	● 圧迫すると少し深さのある圧痕ができ、レベル1+より圧痕が消退しにくい ● 下腿の外観は変化なく見える	● 圧迫すると深さがあり、はっきりした圧痕ができ、数秒間、圧痕が消えない ● 足が腫脹していることが見てとれる	● 圧迫するとレベル3に比べ、より深い圧痕ができ、消えにくい ● 足は明らかに腫脹して見える

レベル1+ : 2mm
レベル2+ : 4mm
レベル3+ : 6mm
レベル4+ : 8mm

浮腫の原因

1. 全身性浮腫	心性浮腫	うっ血性心不全(心筋梗塞、弁膜症、心筋症、高血圧など)
	腎性浮腫	急性腎炎、ネフローゼ症候群、急性・慢性腎不全
	栄養性浮腫	消化器疾患、低蛋白血症
	肝性浮腫	肝硬変
	内分泌性浮腫	甲状腺機能低下症
	薬剤性浮腫	ホルモン剤、非ステロイド抗炎症薬、降圧薬
	特発性浮腫	
2. 局所性浮腫	炎症性浮腫	
	静脈還流障害性浮腫	静脈瘤、静脈血栓症
	外傷性浮腫	
	腫瘍性浮腫	癌のリンパ節転移
	脳血管障害性浮腫	
	重力性浮腫	

アセスメント 胸部の聴診
心音

心音の聴診部位

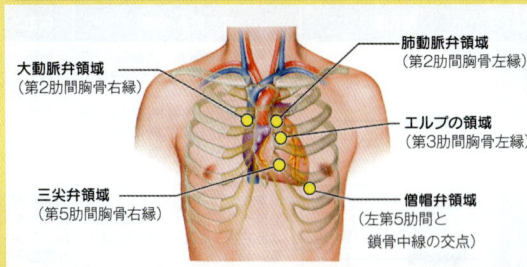

- 大動脈弁領域（第2肋間胸骨右縁）
- 肺動脈弁領域（第2肋間胸骨左縁）
- エルプの領域（第3肋間胸骨左縁）
- 三尖弁領域（第5肋間胸骨右縁）
- 僧帽弁領域（左第5肋間と鎖骨中線の交点）

心音の分類

分類	心音		特徴、原因
正常音	Ⅰ音（S1：first sound）		僧房弁・三尖弁の閉鎖音
	Ⅱ音（S2：second sound）		大動脈弁・肺動脈弁の閉鎖音
異常心音	Ⅰ音	亢進	収縮初期に出現 僧帽弁狭窄・三尖弁狭窄・発熱
		減弱	収縮初期に出現 僧帽弁逆流・僧帽弁・三尖弁閉鎖不全・心ブロック
	Ⅱ音	亢進	収縮後期に出現 全身・肺高血圧
		減弱	収縮後期に出現 大動脈狭窄・肺動脈狭窄
	ギャロップ音	Ⅲ音（S3：third sound）	拡張早期に出現する心室性低調音 拡張期の急速充満期での心室拡張過剰による 心室不全、僧帽弁閉鎖不全
		Ⅳ音（S4：fourth sound）	拡張後期（前収縮期）に出現する心房性低調音 心室への血液流入に対する抵抗増大による心房の強い収縮が原因 肺動脈・大動脈狭窄、冠動脈疾患、左室肥大など

アセスメント 胸部の聴診
心音

心雑音

分類		模式図	発生機序・特徴	疾患
収縮期雑音	駆出性雑音	I音 II音 I音	●半月弁(肺動脈弁・大動脈弁)の狭窄、通過時の血液量や速度の増大で生じる ●血液の駆出は房室弁(三尖弁・僧帽弁)閉鎖(I音)の後に始まり、半月弁が閉じる(II音)前に終わる	大動脈弁閉鎖不全症、肺動脈弁狭窄症
	逆流性雑音	I音 II音 I音	●房室弁の閉鎖不全による心室や心房への逆流、心室中隔欠損による左室→右室への逆流で生じる ●I音から始まり、II音は雑音に覆われて聴取しにくい	僧帽弁閉鎖不全症、三尖弁閉鎖不全症
拡張期雑音	拡張期逆流性雑音	I音 II音 I音	●心室拡張期に、閉鎖不全のある房室弁や半月弁を通過するときに生じる ●II音とともに急激に増大し、I音の前に終わる	大動脈弁閉鎖不全症、肺動脈弁閉鎖不全症
	心室充満雑音	I音 II音 I音	●心室充満期に房室弁の狭窄、半月弁通過時の血流量増大で生じる ●II音の後に出現し、I音の前に終わる	僧帽弁狭窄症、三尖弁狭窄症
連続性雑音		I音 II音 I音	●動静脈シャントにより、収縮期、拡張期を通じて圧較差が発生し、連続的に雑音が生じる ●I音からわずかに遅れて始まり、II音でピークになり、I音の前で終わる	動脈管開存症、バルサルバ洞動脈瘤破裂

心雑音の強度(レバイン分類)

第1度	聴診することで、かすかに聞こえる
第2度	聴診すると、普通に聞こえる
第3度	聴診すると、大きく聞こえる。振戦(スリル)を触れない
第4度	第2度と第5度との中間の大きさの雑音が聞こえる 振戦(スリル)を触れる
第5度	聴診で聞こえる最も大きな雑音聴診器を胸壁から外すと聞こえない 振戦(スリル)を触れる
第6度	聴診器を胸壁から外しても聞こえる 振戦(スリル)を触れる

アセスメント 心電図検査
心電図検査の種類

心電図検査の種類と特徴

方法		目的	特徴
12誘導心電図		●興奮の発生と刺激伝導系の異常の把握 ●心臓の器質的異常・機能的異常の推定 ●電解質異常の判定 ●薬物の影響・効果の判定	●準備が簡便 ●短時間で行える ●さまざまな疾患の鑑別が可能
モニター心電図		●不整脈(特にVf)の監視・早期発見 ●術中・術後の観察 ●救命蘇生中および蘇生後の観察	●準備が簡便 ●24時間小型のテレメータをもっているため、負担がかかる
運動負荷心電図	トレッドミル法	●虚血性心疾患(安定狭心症・陳旧性心筋梗塞・リウマチ熱)や不整脈疾患(頻脈性・除脈性不整脈)の診断 ●薬剤の治療効果判定 ●運動耐容能評価	●一般的な歩行運動で行える ●速度と傾斜の任意設定が可能 ●過大負荷まで行きやすい ●歩行の不安定な患者、筋力の低下している患者は行えない ●転倒のリスクがある ●装置の作動音が大きい
	自転車エルゴメータ	<禁忌> ●急性冠症候群(48時間以内に心筋梗塞またはコントロール不良の不安定狭心症) ●急性大動脈解離 ●重度の大動脈弁狭窄症 ●症候性の重大な不整脈	●負荷量の調節ができる ●負荷量が正確に定量化できる ●機械的ノイズが少ない ●仰臥位で使用可能な機種もある ●スペースが少ない場所で行える ●転倒のリスクがある ●患者の意志で負荷が注意できるため、過大負荷をかけにくい
	マスター二階段法	●心不全 ●急性の心筋炎 ●急性肺塞栓症	●準備が簡便 ●適切な負荷量をかけにくい ●活動が広範囲となるため、負荷中の心電図や血圧の観察が困難 ●歩行困難な患者には実施困難
携帯心電図	ホルター心電図	●日常生活下での心拍数の総数、心拍変動、狭心症発作・不整脈の出現の観察 ●症状出現時の心電図変化の有無の把握	●日常生活での心電図の変化を知ることができる ●長時間連続記録するので、患者の負担が大きい(入浴やシャワー浴は不可)
	イベント心電図	●不整脈、虚血ST変化の検出 ●不整脈治療の管理	●小型軽量で携帯性がよい ●自覚症状出現時に簡単に心電図が記録できる ●終日装着しなくてよいので、負担が軽減される
体表面加算心電図		●心室頻拍のリスクの鑑別(原因不明の失神や、突発性心室頻拍、心筋症、心筋梗塞後)	●時間を要す(約1時間) ●胸部に約20個の電極を装着するので、違和感がある ●安静が保持できる患者しか行えない

アセスメント 心電図検査
心電図の見方

心電図の基本波形

基本波形の目安

	意味	時間(幅)
P波	心房筋の興奮(洞結節から房室結節へ興奮が心房に伝わる)。心房興奮伝導時間を示す	0.08～0.11秒 (2～2.7mm)
QRS波	心室の興奮(ヒス束から右脚・左脚・プルキンエ線維へ興奮が伝わる)。心室興奮伝導時間を示す	<0.10秒 (2.5mm)
T波	心室興奮の消失	
U波	T波後の小さな緩やかな波。成因不明	
ST部分	QRS波とT波の間の平坦な部分。心室興奮の極期(全心室筋が興奮している状態)を示す	0.05～0.15秒 (1.2～3.7mm)
PQ時間 (間隔)	P波の始まりからQ波の始まりまでの時間。房室興奮伝導時間(心房興奮開始から心室興奮開始までの時間)を示す	0.12～0.20秒 (3～5mm)
QTc (補正QT間隔)	Q波の始まりからT波の終わりまでの時間。電気的心室収縮時間(心室筋の興奮および興奮消失に必要な時間)を示す	0.35～0.44秒 (8.7～11mm)
RR間隔	R波から次のR波間での時間。1心拍にかかる時間を示す。RR間隔が一定ならば、60/RR(秒)で心拍数が計算できる	徐脈:1秒(心拍数60/分)以上 頻脈:0.6秒(心拍数100/分)以下

アセスメント 心電図の誘導法

代表的なモニタ心電図の誘導法

NASA誘導
- ➕ 関電極
- ➖ 不関電極
- Ｅ アース電極

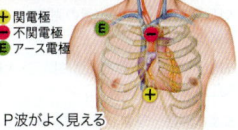

P波がよく見える
体位の影響が少なく、ノイズが少ない

変形V₁誘導

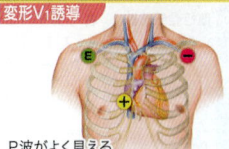

P波がよく見える
脚ブロックの鑑別がしやすい

CM₅誘導

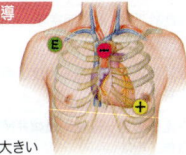

波形が大きい
P波がよく見える

CC₅誘導

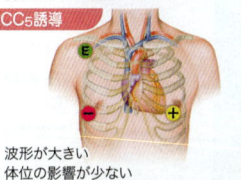

波形が大きい
体位の影響が少ない

12誘導心電図の装着部位

四肢誘導

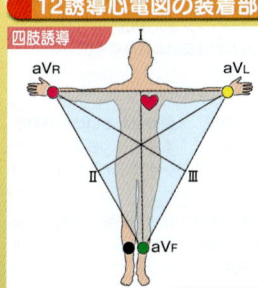

aV_R, aV_L, aV_F
I, II, III

胸部誘導

鎖骨中線
前腋窩線
中腋窩線

V₁ V₂ V₃ V₄ V₅ V₆

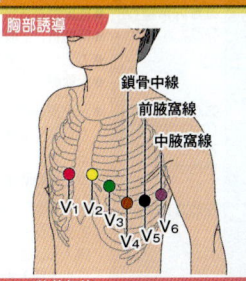

色別導子・端子の色		装着部位
R	赤	右手首
L	黄	左手首
F	緑	左足首
RF	黒	右足首
V₁	赤	第4肋間胸骨右縁
V₂	黄	第4肋間胸骨左縁
V₃	緑	V₂とV₄の結合線の中点
V₄	茶	左鎖骨中線と第5肋間を横切る水平線の交点
V₅	黒	V₄の高さの水平線と前腋窩線との交点
V₆	紫	V₄の高さの水平線と中腋窩線との交点

33

アセスメント 心臓カテーテル
心臓カテーテル検査

心臓カテーテル

目的	血行動態検査	右心カテーテル(スワンガンツカテーテル)	●中心静脈圧・右房圧・右室圧・肺動脈楔入圧・肺動脈圧・心拍出量の測定 ●電気生理学検査
		左心カテーテル	●左房圧・左室圧・左室拡張終期圧・大動脈圧の測定
	心血管造影	右心 右室造影	●右室の形態・運動、三尖弁閉鎖不全の有無・程度
		肺動脈造影(PAG)	●肺動静脈瘻、肺動脈塞栓、左房内血栓、左房腫瘍の有無
		左心 冠動脈造影(CAG)	●冠動脈狭窄の部位・程度、側副血行路の有無・程度
		左室造影(LVG)	●左室の形態・運動、僧帽弁閉鎖不全の有無、程度
		大動脈造影(AOG)	●大動脈の形態・血行動態、大動脈弁の形態・動態、大動脈弁逆流の有無・程度
	血管内治療(左心カテーテル)		●経皮的冠動脈インターベンション(PCI) ●腎動脈、下肢動脈などの経皮的血管形成術(PTA) ●カテーテルアブレーション ●大動脈バルーンパンピング(IABP)
方法	右心カテーテル(スワンガンツカテーテル) 静脈から		●尺側皮静脈、鎖骨下静脈、大腿静脈あるいは内頸静脈からスワンガンツカテーテルを挿入し、右房に達したら、カテーテル先端のバルーンを膨らませて血流にのって肺動脈まで進める
	左心カテーテル 動脈から		●橈骨動脈、上腕動脈、あるいは大腿動脈を穿刺し、大動脈にシースを挿入・留置。シースからガイドワイヤを挿入し、左室まで進め、ガイドワイヤを介してカテーテルを挿入する
禁忌	絶対的禁忌		完全な理解力をもつ患者が検査に同意しない場合
	相対的禁忌		1. コントロールできない心室興奮性の亢進 2. 低カリウムやジギタリス中毒が是正されていない場合 3. 管理されていない高血圧 4. 有熱性疾患の合併 5. 横になれない急性心不全 6. 凝固不全や出血傾向 7. 造影剤や局所麻酔のアレルギー 8. 重篤な腎不全

アセスメント

右心カテーテルから得られる情報

	正常値	意義
中心静脈圧 (CVP)	平均2〜8mmHg	●CVP=右房圧(RAP)=右室拡張終期圧(RVEDP) ●上昇：循環血液量の増加、右心不全、心タンポナーデ ●低下：循環血液量の低下(脱水、大量出血など)=循環血液量減少性ショック
右房圧 (RAP)	平均1〜5mmHg	●a波(心房充満波)の上昇：三尖弁狭窄 ●v波(心室充満波)の上昇：三尖弁逆流、右心不全
右室圧 (RVP)	収縮期15〜30mmHg 拡張期1〜7mmHg	●収縮期の上昇：肺高血圧、肺動脈弁狭窄 ●拡張期の上昇：右心不全、心タンポナーデなど
肺動脈圧 (PAP)	収縮期15〜30mmHg 拡張期4〜13mmHg	●肺動脈圧の拡張期圧で肺動脈楔入圧の代用が可能
肺動脈楔入圧 (PAWP)	平均4〜13mmHg	●PAWP=左房圧(LAP)=左室拡張終期圧(LVEDP) ●上昇：左房への流入血液量の増加(僧帽弁狭窄症、大動脈弁閉鎖不全症、心室中隔欠損症など)、左室の収縮力低下(左心不全、虚血性心疾患など) ●低下：循環血液量の低下(大量出血、熱傷など)
心拍出量 (CO)	4〜8L/分	●1分間に心臓が拍出する血液量
心係数 (CI)	2.5〜4.0L/分/m²	●1m²あたりの1分間の心臓拍出血液量(体型での補正)
1回拍出量 (SV)	60〜100mL	●心拍出量÷心拍数
1回拍出係数 (SVI)	33〜47mL/回/m²	●1m²あたりの心係数÷心拍数(体型での補正)

左心カテーテルから得られる情報

	正常値	意義
左房圧(LAP)	平均2〜12mmHg	●肺動脈楔入圧(PAWP)参照
左室圧(LVP)	収縮期90〜140mmHg 拡張期5〜12mmHg	●収縮期圧：大動脈弁に異常がない限り大動脈圧と同じ ●拡張終期圧は僧帽弁に異常のない限り、左房圧とほぼ同じ ●左室圧≧右室圧：正常 ●左室圧＞右室圧：心室中隔欠損 ●左室圧≦右室圧：肺動脈狭窄症
左室拡張終期圧 (LVEDP)	5〜12mmHg	●前負荷の指標 ●肺動脈楔入圧(PAWP)参照
大動脈圧 (AOP)	収縮期90〜140mmHg 拡張期60〜90mmHg以下	●血圧とほぼ同じ ●高血圧で上昇

アセスメント 冠動脈造影

冠動脈造影の合併症
- 出血 ● 発熱、感染 ● 血圧低下
- 緊張や疼痛による血管迷走神経反応(VVR)による徐脈、血圧低下
- 不整脈
- ガイドワイヤやカテーテルによる心臓、血管の損傷(穿孔、解離)
- 塞栓症(心筋梗塞、脳梗塞、末梢動脈閉塞)
- 造影剤による副作用(発熱、アナフィラキシー、腎機能障害)

冠動脈造影検査後の観察
- 胸部症状の有無 ● 心電図モニタ(HR、不整脈、ST変化の有無)
- 穿刺部出血、硬血、疼痛の有無 ● 足背・橈骨動脈の触知と左右差の有無
- 水分出納、尿比重 ● 腰痛の有無 ● 一般状態

穿刺部位別の安静時間
大腿動脈	包交までベッドアップ30度まで、他動ローリング可
上腕動脈	帰室4時間ベッド上自由、その後包交までトイレ歩行可
橈骨動脈	帰室時よりトイレ歩行可

ヨード造影剤の副作用
即時型副作用	造影剤注入から数分以内に発現するもの
遅発型副作用	造影剤注入後1時間異常経過して発現するもの

造影剤副作用の重症度分類
軽症	悪心	嘔吐(1回)	蕁麻疹(一過性)	かゆみ	紅潮	発汗
中等	一過性意識喪失	嘔吐(遷延)	蕁麻疹(遷延)	顔面浮腫	喉頭浮腫	気管支痙攣
重症	低血圧性ショック	肺水腫	呼吸停止	心停止		痙攣

血管迷走神経反応(VVR)
定義	①血管穿刺に対する恐怖感、緊張感、②穿刺による痛み、刺激、③過量採血による循環虚脱を原因として起こる迷走神経緊張状態
症状	冷汗、あくび、気分不良、嘔気、嘔吐、意識消失、痙攣、血圧低下、徐脈
対応	●必要であれば補液 ●必要であれば薬剤投与(アトロピンなど)

VVRの判定基準
重症度	必須症状・所見	他の症状
Ⅰ度	血圧低下、徐脈(>40回/分)	顔面蒼白、冷汗、悪心
Ⅱ度	Ⅰ度に加えて意識消失、徐脈(≦40回/分)、血圧低下(<90mmHg)	嘔吐
Ⅲ度	Ⅱ度に加えて痙攣、失禁	

必須症状・所見がなければVVRとはいわない

アセスメント

冠動脈病変の狭窄度(AHA分類)

狭窄度	狭窄病変	
25%狭窄	25%以下の狭窄	
50%狭窄	26〜50%の狭窄	
75%狭窄	51〜75%の狭窄	
90%狭窄	76〜90%の狭窄	
99%狭窄	91〜99%の狭窄	
100%の狭窄		

※左主幹部は50%以上、その他は75%以上で有意病変とする

冠動脈の枝と番号(AHA分類)

枝の番号	対応する部位
#1	右冠動脈(RCA)の付け根から右室枝(RVB)まで
#2	右室枝から鋭縁枝(AM)まで
#3	鋭縁枝から後下行枝(PD)まで
#4AV	房室結節枝(AV)
#4PD	後下行枝
#5	左主幹部(LMT)
#6	左主幹部から1本目の中隔枝(SB)まで
#7	1本目の中隔枝から第2対角枝(D2)まで
#8	第2対角枝から左前下行枝(LAD)の末梢まで
#9	第1対角枝(D1)
#10	第2対角枝
#11	左主幹部から鈍角枝(OM)まで
#12	鈍角枝
#13	鈍角枝から後側壁枝(PL)まで
#14	後側壁枝
#15	後下行枝(PD)

病変の形態(ACC/AHA分類)

限局性病変(<10mm)		円筒状病変(10〜20mm)		びまん性病変(>20mm)
同心性		辺縁整		
偏心性		辺縁不整		
		潰瘍性プラーク		

Type A	Type B	Type C
限局性(<10mm)	円筒性(10〜20mm)	びまん性(>20mm)
同心性	偏心性	
近位部軽度屈曲	近位部中等度の屈曲	近位部高度の屈曲
病変部屈曲なし	病変部中等度の屈曲	病変部高度の屈曲
辺縁整	辺縁不整	

アセスメント 動脈血液ガス分析

動脈血液ガス分析の測定項目と基準範囲

直接測定する項目	動脈血酸素分圧(PaO_2)	85～105Torr	★
	動脈血二酸化炭素分圧($PaCO_2$)	35～45Torr	★
	pH	7.35～7.45	○
直接測定項目を用い計算して求める項目	動脈血酸素飽和度(SaO_2)	95%以上	★
	重炭酸イオン(HCO_3^-)濃度	23～28mEq/L	○
	過剰塩基(BE)	0(-3～+3)	○
	肺胞気-動脈血酸素分圧較差($A-aDO_2$)	15Torr以下 $A-aDO_2=PaO_2-PaO_2$ 近似値:2.5+年齢×0.21	★

★ガス交換の指標　○酸塩基平衡の指標

動脈血液ガス分析の異常値

pH	7.35以下	酸血症
	7.45以上	アルカリ血症
$PaCO_2$	35Torr以下	過換気、呼吸性アルカローシス
	45Torr以上	低換気、呼吸性アシドーシス
PaO_2	60Torr以下	低酸素、酸素投与必要
HCO_3	22mEq/L以下	代謝性アシドーシス
	26mEq/L以上	代謝性アルカローシス
BE	-2以下	代謝性アシドーシス
	+2以上	代謝性アルカローシス

アシドーシスとアルカローシスの分類と原因

pH	HCO_3^-	$PaCO_2$		原因疾患など
<7.35 アシドーシス	↑	↑*	呼吸性アシドーシス	COPD・神経筋疾患など
	↓*	↓	代謝性アシドーシス	糖尿病・腎不全・薬物中毒など
>7.45 アルカローシス	↓	↓*	呼吸性アルカローシス	過換気症候群・薬物症・低酸素症に基づく過換気(間質性肺炎など)
	↑*	↑	代謝性アルカローシス	繰り返す嘔吐、重炭酸の過剰投与・アルドステロン症・クッシング症候群

*↑↓一次性変化を示す
↑↓二次性変化(代償性変化)を示す

アセスメント 観血的動脈圧モニタリング

観血的動脈圧モニタリング

方法	● 外套付きの針で穿刺し、接続チューブを圧トランスデューサに接続し、連続的に動脈圧を測定する ● 橈骨動脈がよく用いられ、Aラインと呼ばれる ● 動脈穿刺を行うため、挿入前に側副血行路の有無を確認する（アレンテスト）
カテーテル挿入部の確認	● 固定は粘着力の強いテープを用い確実に行う ● 固定の際は、モニタ上の波形を確認し、適切な波形が出る位置・角度を保持できるよう留意する ● カテーテルの抜去は大出血につながる。そのため、挿入部からの出血等の有無を常に確認する必要がある
正しいモニタリング	● トランスデューサは右心房の高さ（胸厚の1/2）に一致させる ● 前腋窩線の高さで三方活栓を大気に開放してゼロ点調整を行った後、トランスデューサと身体の位置関係を変更しない ● 回路内の気泡は完全に取り除く ● 三方活栓の向き、ラインの緩みがないかチェックする

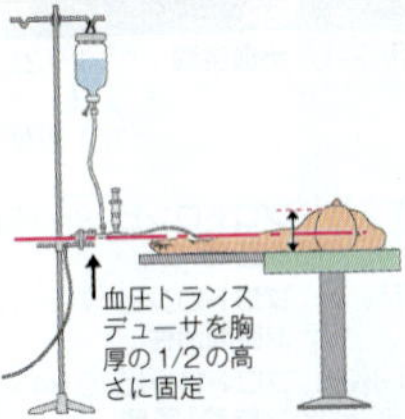

血圧トランスデューサを胸厚の1/2の高さに固定

アーチファクトによる異常波形

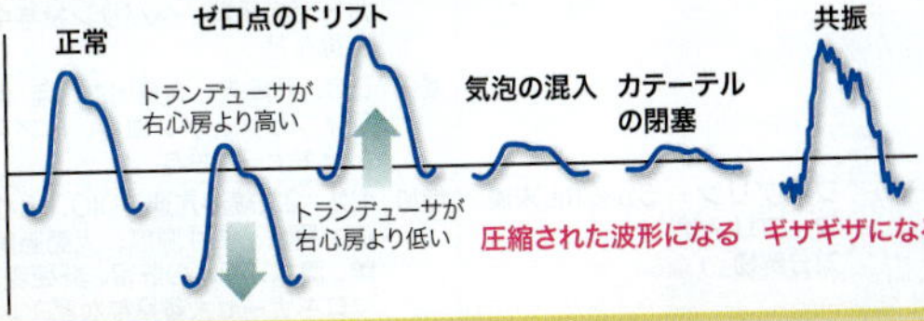

正常 / ゼロ点のドリフト / 気泡の混入 / カテーテルの閉塞 / 共振

トランデューサが右心房より高い
トランデューサが右心房より低い
圧縮された波形になる
ギザギザになる

アーチファクトへの対処

0点のドリフト	● トランスデューサの位置を変えてみる ● 血圧アンプの0点調整不良（設定し直してみる）
気泡の混入	● エアー混入時は、エアーの先（患者側）にあるいちばん近い三方活栓を患者側に倒し、フラッシュする
カテーテルの閉塞	● 三方活栓の位置を確認し元に戻す ● カテーテルが動脈壁に密着していないか位置や角度を変えてみる ● 加圧バッグの加圧を確認する（300mmHg）
共振	● 小さい気泡は共振の要因となるので、気泡を混入させない ● 細いカテーテル、柔らかいカテーテル、長いカテーテルは共振の要因となるので、適切なカテーテルに変える

アセスメント 血液凝固・線溶検査

血液凝固・線溶検査

	検査	基準値	異常	原因
BT	出血時間	1～3分（Duke法） 1～8分（Ivy法）	延長	再生不良性貧血、特発性血小板減少性紫斑病、急性白血病、DIC、血小板無力症、尿毒症、抗血小板薬投与など
PT	プロトロンビン時間	9～15秒	延長	先天性凝固因子欠乏症（Ⅰ、Ⅱ、Ⅴ、Ⅶ、Ⅹ）、ビタミンK欠乏症、肝障害（肝硬変、急性肝炎など）、DIC、ワルファリン投与など
PT%	プロトロンビン時間活性	70～100%		
PT-INR	プロトロンビン時間（国際標準化比）	0.84～1.14		
APTT	活性化部分トロンボプラスチン時間	25～45秒	延長	先天性凝固因子欠乏症（Ⅰ、Ⅱ、Ⅴ、Ⅷ、Ⅸ、Ⅹ、Ⅺ、Ⅻ）、ビタミンK欠乏症、血友病、肝障害、DIC、ヘパリン投与
TT	トロンボテスト	70～130%	減少	肝障害（肝炎、肝硬変など）、ビタミンK欠乏症、先天性凝固因子欠乏症（Ⅱ、Ⅶ、Ⅹ）、DIC、ワルファリン投与など
HPT	ヘパプラスチンテスト			
Fg	フィブリノゲン	155～415mg/dL	増加	感染症、悪性腫瘍、血栓症（脳梗塞、心筋梗塞）、妊娠、ネフローゼ症候群、ヘパリン投与中止後など
			減少	DIC、肝障害、大量出血、無・低フィブリノーゲン血症、L-アスパラギナーゼ投与
FDP	フィブリン・フィブリノゲン分解物	5μg/mL未満	増加	1次・2次線溶亢進、DIC、血栓症、梗塞、悪性腫瘍、大動脈解離、腹水、胸水の貯留、肝硬変、ウロキナーゼ大量投与など
Dダイマー		1.0μg/mL（LPIA） 0.5μg/mL（ELISA）	増加	2次線溶亢進、DIC、血栓症、梗塞、悪性腫瘍、大動脈解離、腹水、胸水の貯留、肝硬変
ATⅢ	アンチトロンビンⅢ	81～123%	減少	DIC、肝疾患、悪性腫瘍、重症感染症、先天性ATⅢ欠損症
TAT	トロンビン・アンチトロンビンⅢ複合体	3.2ng/mL以下	増加	脳梗塞、肺塞栓症、ヘパリン投与など
PLG	プラスミノゲン	70～120%	増加	妊娠後期
			減少	DIC、先天性プラスミノゲン欠乏症・異常症、肝硬変、血栓溶解薬の大量投与

西崎祐史，渡邊千登世編著，ケアに生かす検査値ガイド，照林社，2011より引用・改変

症状・疾患 主な徴候
動悸・胸痛

動悸をきたす主な疾患

循環器疾患	不整脈性	非不整脈性
	● 期外収縮 ● 徐脈頻脈症候群 ● 房室ブロック ● 心室頻拍 ● 発作性上室性頻拍 ● 心房細動 ● 心房粗動	● 心筋梗塞 ● 狭心症 ● 心臓弁膜症 ● 心筋炎 ● 肥大型心筋症 ● 心不全 ● 高血圧
非循環器疾患	二次性	心因性*
	● 高心拍出状態(貧血、発熱、甲状腺機能亢進) ● 交感神経興奮(褐色細胞腫、低血糖)	● 心臓神経症 ● パニック障害 ● 過換気症候群
生理的な原因	● 運動、精神的興奮など	

*心因性の動悸は、安静時に不安・頭痛・めまいなどを伴うことが多い

胸痛の鑑別診断

	疾患	性状	持続時間	特徴
循環器疾患	狭心症	圧迫感、絞扼感	5～15分	● 顎、左肩、左上腕への放散
	急性心筋梗塞	圧迫感(激痛)	30分以上	● 発汗、嘔吐、脱力感を随伴 ● 重篤感
	急性心膜炎	鋭い痛み	30分以上	● 感冒様の前駆症状 ● 吸気・仰臥位で増強し、座位で軽減
	大動脈弁狭窄	労作性狭心症様	数分～十数分	● 労作で出現し、安静で軽快
	僧帽弁逸脱症	不定	不定	● 狭心症に類似
	肥大型心筋症	不定	数分～十数分	● 典型的な狭心痛は少なく、不定愁訴が多い
	大動脈解離	激痛	30分以上	● 前胸部から背部への激痛 ● 痛みは移動性の場合がある
	肺血栓塞栓症	圧迫感	30分以上	● 呼吸困難の合併
	肺高血圧症	圧迫感	数分	● 呼吸困難やめまい、失神を随伴
非循環器疾患	自然気胸	呼吸に伴う片側の痛み	不定	● 若いやせ型の男性に好発 ● 呼吸困難、乾性咳を随伴
	胸膜炎	鋭い痛み	不定	● 吸気や咳で増悪
	消化性潰瘍	灼熱感	数時間	● 空腹、刺激物摂取が誘因
	逆流性食道炎	胸奥で焼けるような不快感	不定	● 早朝や臥位で悪化
	肋間神経痛	表在痛、圧迫感	不定	● 呼気・体動が誘因

道又元裕監、窪田 博、大槻直美、平澤英子編、見てわかる 循環器ケアー看護手順と疾患ガイド、照林社、2013:93、より引用

症状・疾患 主な徴候
呼吸困難・失神

呼吸困難をきたす主な循環器疾患

急性の呼吸困難をきたす疾患	慢性の呼吸困難をきたす疾患
● 急性左心不全→急性肺水腫、起座呼吸、発作性夜間呼吸困難、心臓喘息 ● 虚血性心疾患(急性心筋梗塞、狭心症) ● 心タンポナーデ ● 解離性動脈瘤→急性の弁膜症や心タンポナーデ ● 慢性心不全の急性増悪 ● 高血圧性心疾患→急性の肺うっ血 ● 心膜炎、心筋炎 ● 不整脈(発作性不整脈:心房粗・細動、心室頻拍) ● 感染性心内膜炎→急性の弁膜症 ● 肺塞栓	● 弁膜症 ● 心筋症(特発性、二次性) ● 陳旧性心筋梗塞 ● 先天性心疾患 ● 肺高血圧症 ● 肺性心(右心不全) ● 不整脈(慢性心房細動、高度の徐脈性不整脈) ● 心臓以外の心不全増悪因子として甲状腺機能亢進症、褐色細胞腫、貧血、腎不全、感染症、妊婦

NYHA心機能分類

Ⅰ度	● 心疾患はあるが身体活動に制限はない ● 日常的な身体活動では著しい疲労、動悸、呼吸困難あるいは狭心痛を生じない
Ⅱ度	● 軽度の身体活動の制限がある。安静時には無症状 ● 日常的な身体活動で疲労、動悸、呼吸困難あるいは狭心痛を生じる
Ⅲ度	● 高度な身体活動の制限がある。安静時には無症状 ● 日常的な身体活動以下の労作で疲労、動悸、呼吸困難あるいは狭心痛を生じる
Ⅳ度	● 心疾患のためいかなる身体活動も制限される ● 心不全症状や狭心痛が安静時にも存在する。わずかな労作でこれらの症状は増悪する

失神をきたす疾患

心臓性

器質性		不整脈性	
● 心筋梗塞 ● 心筋症 ● 先天性心疾患 ● 肺梗塞 ● 肺高血圧症 ● 大動脈解離 ● 大動脈弁狭窄症 ● 左房粘液腫 など		● 房室ブロック ● 洞性除脈 ● 洞不全症候群 ● 心室性頻拍症 ● 上室頻拍症 ● QT延長症候群 など	

血管性

血管神経反射性	起立性低血圧	血管閉塞性
● 血管迷走神経反射 ● 咳嗽失神 ● 排尿失神 ● 頸動脈洞症候群 など	● 起立により、静脈血が下方に滞留して心臓への静脈血還流量が減少し、心拍出が低下	● 大動脈炎症候群 ● 鎖骨下動脈スチール症候群 など

神経性・脳血管性	代謝性	その他
● 脳血管障害 ● パーキンソニズム ● てんかん	● 過呼吸症候群 ● 低血糖 ● ヒステリー ● パニック障害 など	● 消化管出血、感染症 など

症状・疾患 ショック

ショックの5P

蒼白	Pallor	微弱な速脈	Pulselessness
冷汗	Perspiration	呼吸促迫	Pulmonary insufficiency
虚脱	Prostration		

ショックの病因による分類

分類	機序	中心静脈圧	心拍出量	末梢血管抵抗
循環血液量減少性	● 出血や水分・電解質などの減少による循環血液量の減少	↓	↓	↑
心原性	● 心臓のポンプ機能不全による心拍出量の減少 ● 外部から心臓・肺の圧迫による心拍出量の低下	↑	↓	↑
敗血症性	● エンドトキシンの産生による末梢血管抵抗性の低下	→または↓	→または↓	↓
神経原性	● 交感神経機能の低下による血管運動神経の緊張消失	→または↓	→または↓	↓
アナフィラキシー	● Ⅰ型のアレルギー反応による末梢血管抵抗性の低下	→または↓	→または↓	↓

ショックの病態による分類

分類	病態
循環血液量減少性	出血、脱水、腹膜炎、熱傷など
血液分布異常性	アナフィラキシー、脊髄損傷、敗血症など
心原性	心筋梗塞、弁膜症、重症不整脈、心筋症、心筋炎など
心外閉塞・拘束性	肺塞栓、心タンポナーデ、緊張性気胸など

ショックの重症度（ショックスコア）

	0点	1点	2点	3点
収縮期血圧	100mmHg以上	80～99mmHg	60～79mmHg	60mmHg未満
脈拍数	100回/分以下	101～120回/分	121～140回/分	140回/分以上
BE(ベースイクセス)	－5 mEq/L以上	－5.1～－10mEq/L	－10.1～－15mEq/L	－15.1mEq/L以下
尿量	50mL/時以上	25～49mL/時	25mL/時未満	0mL/時
意識状態	清明	興奮または軽度の応答遅延	著明な応答遅延	昏睡

判定
5～10点；中等度、11点以上；重症

症状・疾患 主な徴候
不整脈

期外収縮

心房期外収縮(PAC)
基本調律より早期に異常な形のP波が出現。QRS波は正常

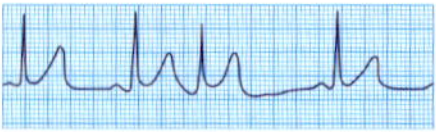

心室期外収縮(PVC)
P波はなし、またはQRS波の直後に逆行性P波。幅広いQRS波

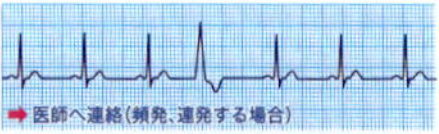

→ 医師へ連絡(頻発、連発する場合)

→ 正常洞性収縮とPVCが1個ずつ交互に出現するものを2段脈、2個の正常収縮と1個のPVCが連続して出現するものを3段脈と呼ぶ

心室期外収縮の重症度分類:ローンの分類

grade1	散発性PVC。29個/時間以下
grade2	多発性PVC。30個/時間以上
grade3	多源性PVC
grade4A	2連発
grade4B	3連発以上
grade5	R on T

- grede1は通常治療を要しない
- grade2は厳重に観察。PVCが増えてきたり、grade3以上になれば治療が必要

頻脈性不整脈

洞性頻脈
心拍数100回/分以上。P波・QRS波・T波ともに正常な形

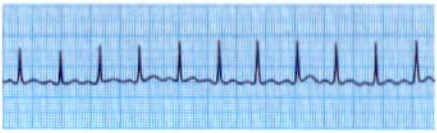

発作性上室頻拍(PSVT)
心拍数120〜180回/分。P波は異常、QRS波は正常

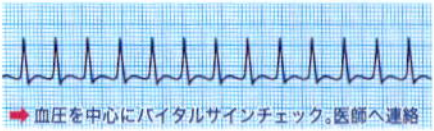

→ 血圧を中心にバイタルサインチェック。医師へ連絡

WPW症候群
発作時は心拍数220回/分以上。PQ時間は短縮、幅広のQRS波、デルタ波の出現

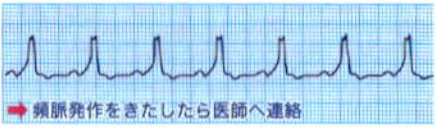

→ 頻脈発作をきたしたら医師へ連絡

心房粗動(AF)
心拍数は140〜170回/分。規則的F波(250〜300個/分)と、正常QRS波

→ 慢性で変化がなければ経過観察、医師へ連絡

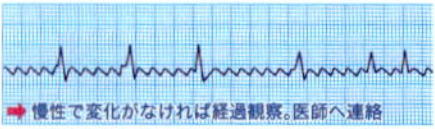

心房細動(Af)
心拍数はさまざま。不規則なf波(300個/分以上)と正常QRS波

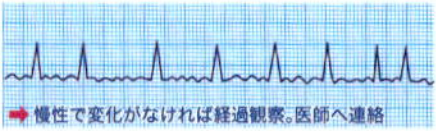

→ 慢性で変化がなければ経過観察、医師へ連絡

心室頻拍(VT)
心拍数70〜180回/分。3個以上連続するPVC

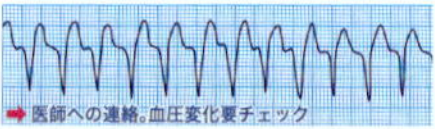

→ 医師への連絡。血圧変化要チェック

症状・疾患

心室細動(VF)
心拍数は計測不能。不規則な基線の揺れ。
→ 除細動

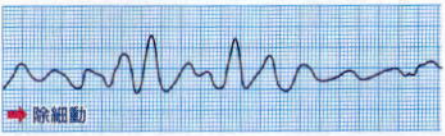

徐脈性不整脈

洞性徐脈
心拍数50回/分以下。P波・QRS波・T波の形は正常

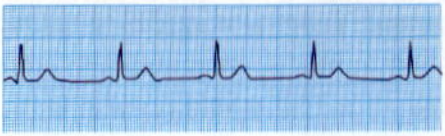

洞停止・洞房ブロック
心拍数50回/分以下。P波は欠如。補充調律が房室接合部であればほぼ正常QRS波、心室性であれば異常QRS波

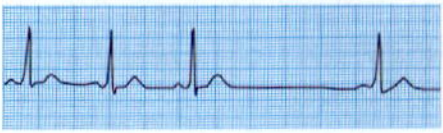

1度房室ブロック
心拍数はさまざま。PQ時間>0.2秒

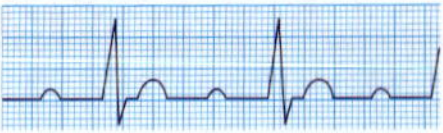

2度房室ブロック
心拍数はさまざま

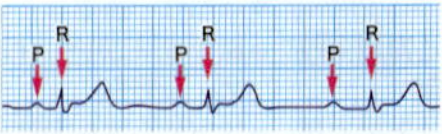

Ⅰ型(ウェンケバッハ型)	PQ時間が次第に延長して最後にQRS波が1拍分脱落するもの
Ⅱ型(モビッツⅡ型)	規則的な洞調律中に突然P波の後のQRSが1拍分脱落するもの

3度(完全)房室ブロック
心拍数30〜50回/分。P波とQRS波がそれぞれ独立したリズムで出現。補充調律が房室接合部であればほぼ正常QRS波、心室性であれば異常QRS波
→ 医師へ連絡、ペースメーカー適応

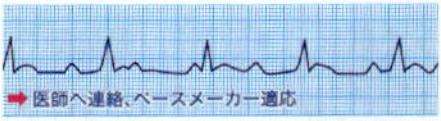

洞不全症候群(SSS)

Ⅰ群	心拍数50回/分以下の洞性徐脈の持続
Ⅱ群	しばしば補充収縮を伴う休止期の長い発作性洞停止や洞房ブロック
Ⅲ群	洞性徐脈、洞停止、洞房ブロックなどを基本調律とし、時に発作性上室性頻脈や心室頻拍などが発現する徐脈・頻脈症候群

脚ブロック

完全脚ブロック	QRS幅≧0.12秒
不完全脚ブロック	QRS幅<0.12秒

症状・疾患 主な徴候
不整脈

危険な不整脈

致死性不整脈	● 心室細動（VF） ● 血行動態維持困難な心室頻拍（VT） ● 心静止 ● 補充調律を伴わない洞停止 ● 補充調律を伴わない完全房室ブロック
心室細動に移行する可能性がある状態	● 心機能低下（EF35%以下）例、心不全例、突然死の家族歴を有する肥大型心筋症例 ● 顕性WPW症候群、肥大型心筋症で、心房細動（AF）の合併に伴い心拍数が速くなっている場合 ● 完全房室ブロックや洞徐脈などでQT延長を伴う例
心停止に移行する可能性のある徐脈	● 完全房室ブロック ● モビッツⅡ型房室ブロック ● 2枝・3枝ブロック

不整脈と対応のポイント

期外収縮	心室期外収縮	● 多発する場合やR on T現象を起こしやすい多源性（多形性）、ショートランの場合は要観察 ● 虚血性心疾患などの場合には、より危険性が高くなる
	心房期外収縮	● 頻発する場合、心房細動や心房粗動に移行することがあるため、要観察
頻脈性不整脈	徐脈性心房細動	● 徐脈性心房細動はペースメーカ適応
	心房粗細動	● 自覚症状はほとんど訴えないが、血栓形成のリスクが高いため、定期的な検査や抗凝固療法の検討が必要 ● 術後に比較的起こりやすく、誘因の1つに脱水があるため、特に利尿期には注意が必要
	発作性上室頻拍	● 致死的ではないが、長時間持続し、さらに頻拍が亢進すると、血圧低下や心拍出量の減少が顕著になり、危険性が高くなる
	心室細動・心室頻拍	● 致死的。除細動などの緊急対応必要
徐脈性不整脈	洞不全症候群	Ⅰ群 ● 洞結節自体は異常がない Ⅱ群 ● めまいなどの症状が出現しないか要観察 Ⅲ群 ● 症状が強い場合、恒久的ペースメーカの植え込み後、頻脈の治療
	房室ブロック	Ⅰ度房室ブロック ● 日常生活において特に問題はなく経過観察 ● Ⅱ度・Ⅲ度へ進行することがあるため、基礎心疾患の管理必要
		Ⅱ度房室ブロック ● Ⅲ度房室ブロックに移行することがあるため、要注意 ● モニタリング、薬剤（アトロピン）投与やペースメーカの準備
		Ⅲ度房室ブロック（完全房室ブロック） ● 大動脈弁置換術では手術操作により刺激伝導系が傷つき、術後に生じることがある ● 失神発作を引き起こす可能性があるため、早急に治療必要、ペースメーカ適応

症状・疾患 心タンポナーデ

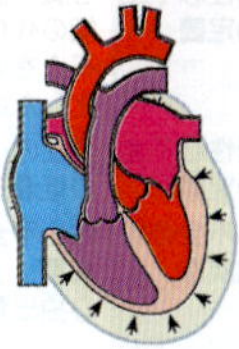

心タンポナーデ

病態	心嚢内への大量の液体貯留（心嚢水、血液）により心臓が拡張障害をきたすことによる心拍出量の低下	
原因	外傷	● 銃砲、刃物などによる鋭的損傷 ● 交通外傷などによる鈍的外傷による心筋挫傷、心臓破裂 ● 心カテーテル検査時、ペースメーカ、カテーテル操作時などの医原的損傷
	感染性	● ウイルス感染 ● 細菌感染 ● 結核
	非感染性	● 急性心筋梗塞後の心臓破裂 ● 急性大動脈解離 ● 胸部大動脈瘤破裂 ● 悪性新生物による心膜炎 ● 非特異性心膜炎 ● 原発性乳糜心嚢 ● コレステロール心膜炎 ● 尿毒症性心膜炎 ● 心臓手術直後の出血あるいは遅発性心タンポナーデ ● 膠原病 ● 薬剤性
症状	Beckの三徴	● 血圧低下 ● 心音微弱 ● 中心静脈圧上昇
	クスマウル徴候	● 通常ならば、吸気時に静脈還流量が増え頸静脈の張りは減弱するが、心臓に戻れない血液が増えることで、吸気時に頸静脈怒張が増強する
	奇脈	● 胸腔内圧の上昇により、吸気時の収縮期血圧低下が10 mmHg以上となり脈圧が小さくなる
	その他	● 胸痛、息切れ、頻呼吸、洞性頻脈
治療	心嚢穿刺、心膜切開術、心膜開窓術による心嚢内血液ドレナージ	

心嚢穿刺部位

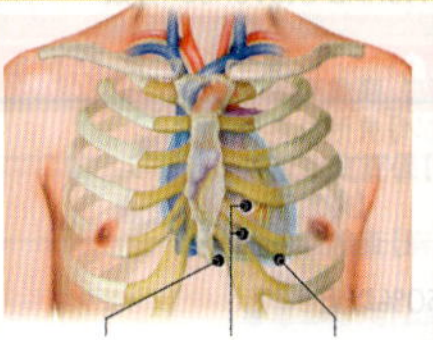

左肋・剣状突起角　胸骨左縁第4、5肋間　心濁音界左縁第5、6肋間

心嚢ドレーンの観察

ドレーンの位置の確認	● ドレーン留置後マーキングを行い、ドレーンが抜けていないか、入り込んでいないか
ドレーン刺入部の観察	● 感染徴候（発赤、疼痛、熱感、腫脹）の有無、刺入部からの出血の有無など
排液の量、性状の観察	● ドレーン排液の量、性状の変化により出血やドレーン閉塞、感染の有無など

症状・疾患 心臓弁膜症
僧帽弁狭窄症／閉鎖不全症

僧帽弁狭窄症

病態	僧帽弁が狭窄し、左心房から左心室への血流が障害される	
原因	リウマチ性、慢性透析	
症状	低心拍出量症状	易疲労感、倦怠感、四肢冷感
	うっ血症状	左心系うっ血(肺うっ血):呼吸困難、咳嗽、喘鳴
		右心系うっ血:頸静脈怒張、肝腫大、浮腫、腹水
所見	僧帽弁顔貌(頬部の突出と発赤)、心尖部での振戦の触知	
検査	胸部X線、心電図、心エコー、心臓カテーテル検査	
治療	内科的管理	一般的治療:塩分制限、活動制限
		薬物療法:利尿薬、ジギタリス、抗凝固療法、抗不整脈薬
		Afへの電気的除細動
	外科的治療	経皮的僧帽弁交連切開術(PTMC)、直視下交連部切開術(OMC)、僧帽弁置換術(MVR)
ケア	観察	●心不全症状、不整脈、血栓塞栓症、出血傾向
	看護のポイント	●前かがみになる動作は、バルサルバ効果による心負荷がかかるため避ける ●努責による血圧の上昇や心拍数の増加は心負荷を増加させるため、緩下薬でコントロール ●指示された水分制限が守れるよう、飲水チェック ●肺うっ血に伴う呼吸困難では、ファーラー位、セミファーラー位

僧帽弁閉鎖不全症

病態	僧帽弁が収縮期に正しく閉じず、左心室から左心房へ血液の逆流が生じる	
原因	弁尖異常	粘液様変性、リウマチ性、感染性心内膜炎による腱索断裂、心筋症
	弁輪異常	弁輪拡大、弁輪石灰化
	腱索異常	腱索断裂、感染性心内膜炎
	乳頭筋異常	心筋梗塞、外傷
	左室形態異常	左室拡大による乳頭筋と腱索の位置異常
症状	急性	左心系うっ血症状:呼吸困難、咳嗽、喘鳴、心原性ショック
	慢性	低心拍出量症状:易疲労感、倦怠感、四肢冷感。左心系うっ血症状:呼吸困難、咳、喘鳴。右心系うっ血症状:頸静脈怒張、肝腫大、浮腫、腹水
所見	心尖部で高調性の全収縮期逆流性雑音聴取(左側臥位で増強) 僧帽弁逸脱では収縮中期クリックを聴取	
検査	胸部X線、心電図、心エコー、心臓カテーテル検査	
治療	急性僧帽弁閉鎖不全	薬物治療	血管拡張薬、利尿薬、カテコラミン
		IABP	
	慢性僧帽弁閉鎖不全	薬物治療	血管拡張薬、利尿薬、ジギタリス、抗凝固療法、硝酸薬
	感染性心内膜炎の予防		
	外科治療:僧帽弁形成術、僧帽弁置換術	ケア	●僧帽弁狭窄症のケア参照

症状・疾患 大動脈弁狭窄症／閉鎖不全症

大動脈弁狭窄症

病態	大動脈弁が狭窄し、血液の駆出が障害され、左心室に負荷がかかる	
原因	先天性、リウマチ熱後遺症、加齢・動脈硬化	
症状	狭心症状、失神、うっ血性心不全に起因する呼吸困難、遅脈	
所見	脈圧:小さいことが多く、遅脈 胸骨右縁第2肋間を最強点として頸部に放散する駆出性雑音聴取 大動脈弁性Ⅱ音の減弱	
検査	胸部X線、心電図、心エコー、心臓カテーテル検査	
治療	一般的治療	塩分制限
	薬物療法	利尿薬、ジギタリス
	外科治療	大動脈弁置換術、経カテーテル大動脈弁留置術(TAVI)、経カテーテル大動脈弁置換術(TAVR)
ケア	観察	●出血傾向:狭窄部位で発生するジェット乱流により凝固系が障害され、出血傾向を呈する可能性がある
	看護のポイント	●前かがみになる動作は、バルサルバ効果による心負荷がかかるため避ける ●努責による血圧の上昇や心拍数の増加は心負荷を増加させるため、緩下薬でコントロール ●指示された水分制限が守れるよう、飲水チェック ●肺うっ血に伴う呼吸困難では、ファーラー位、セミファーラー位 ●胸痛時の援助:安静の保持、12誘導心電図でのモニタリング(心拍数、重症不整脈)、ニトログリセリンの舌下投与など

大動脈弁閉鎖不全症

病態	大動脈弁が拡張期に正しく閉じることができず、大動脈から左心室に血液が逆流する	
原因	弁の異常	リウマチ熱後遺症、動脈硬化、感染性心内膜炎、大動脈二尖弁・高位心室中隔欠損症
	大動脈基部の異常	大動脈弁輪拡張症、上行大動脈瘤、上行大動脈解離、マルファン症候群、大動脈炎症候群、高血圧症など
症状	呼吸困難、動悸、易疲労感、起座呼吸、失神、狭心痛、左心不全	
所見	脈圧:増大し、速脈 クインケ徴候:手指の爪床部の毛細血管の拍動。爪を押さえると、赤色と白色の境界線が移動 胸骨左縁第3肋間を最強点とする高調な拡張期雑音聴取	
検査	胸部X線、心電図、心エコー、心臓カテーテル検査	
治療	一般的治療	塩分制限
	薬物療法	利尿薬、アンジオテンシン変換酵素(ACE)阻害薬、アンジオテンシンⅡ受容体拮抗薬(ARB)
	外科治療	大動脈弁置換術、Bentall(ベントール)手術
ケア	観察	●心不全症状、失神など:急性左心不全・心原性ショックに陥る可能性がある
	看護のポイント	●大動脈弁狭窄症のケア参照

虚血性心疾患
狭心症・心筋梗塞

症状・疾患

虚血性心疾患の分類

分類		
急性冠症候群（ACS）	急性心筋梗塞（AMI） アテローム破裂後の血栓による完全閉塞	血栓
	不安定狭心症 血栓による狭窄	血栓
慢性冠動脈疾患	冠攣縮性狭心症 一過性の狭窄～完全閉塞	
	労作性狭心症 器質的狭窄	血液／アテローム（粥腫）

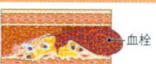

狭心症の発作の様態別分類

分類	病因	発作の様態
不安定狭心症	冠動脈内血栓	初回発作および繰り返す発作
冠攣縮性狭心症	冠動脈の機能的攣縮	早朝など安静時に起こる
労作性狭心症	動脈硬化による器質的狭窄	労作によって発作が誘発されるが、安静時には出現しない

➡ 不安定狭心症は急性心筋梗塞や突然死を起こす危険が大きい

狭心症と心筋梗塞の比較

	狭心症	心筋梗塞
病態	心筋虚血	心筋壊死
胸痛の部位	胸骨下（50～75％）	胸骨下あるいは前胸部（90％）
胸痛の放散性	左肩、左右上腕の尺骨側・頸部、ときに上腕部	狭心症と同様だが、やや広範囲、ときに背中へ
胸痛の訴え	痛みというよりは押されるようだ 締めつけられるようだ 胸やけがひどい	狭心症より程度が強い
胸痛の継続時間	1～10分、30分を超えることはほとんどない	上腹部の症状で始まることがある、狭心症より長く持続する
薬剤	発作時はニトログリセリンの舌下が第1選択	ニトログリセリン効果なし
心電図波形	STの下降のみで異常なQ波がない	ST上昇 R波の減弱 異常なQ波と陰性T波（冠性T波）

52

症状・疾患

心電図の経時的変化

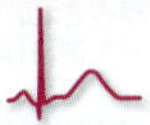 発作前	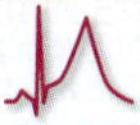 発作直後	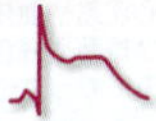 発作初期
	非特異的ST上昇 T波の先鋭化と増高	上に凸のST上昇

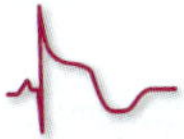 発作1〜3日	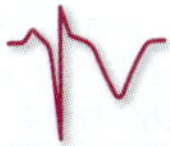 発症後5〜10日	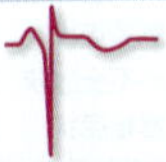 発症後1か月
上に凸のST上昇は低くなる 陰性T波出現 異常Q波出現 R波減高	異常Q波 R波減高 陰性T波（対称的）	異常Q波 R波減高 陰性T波が浅くなる

血清酵素の経時的変化

検査項目	上昇開始時間	最高値を示す時期	正常化する時期	備考
ミオグロビン	1〜3時間	6〜10時間	2〜3日	発症後早期に上昇
CK、CK-MB	4〜6時間	17〜24時間	3〜5日	
CPK	4〜6時間	17〜24時間	3〜5日	心筋壊死量推定
AST	3〜6時間	12〜30時間	3〜5日	
トロポニンT	3〜4時間	10〜20時間 3〜7日	1〜3週	微小梗塞の推定 2峰性を示す
ミオシン軽鎖I	6〜8時間	4〜6日	1〜3週	梗塞サイズの推定
LDH	6〜10時間	2〜3日	1〜2週	

心筋梗塞の機械的合併症

	心室中隔穿孔	乳頭筋（腱索）断裂	左室破裂
好発時期	梗塞後2〜8日間	梗塞後2〜5日間	梗塞後3〜5日間
自然歴	24時間で約33%が死亡	24時間で約25%が死亡	24時間で約25%が死亡
機序	心筋梗塞による左心不全、穿孔から生じる左右シャントによる右心不全を呈する	僧帽弁閉鎖不全が起こり、急性左心不全を呈する	心嚢内出血により心タンポナーデを起こす Blow out型：大きく破裂 Oozing型：緩徐な出血
臨床症状	左右シャントによる全収縮期雑音、心不全症状	閉鎖不全症に伴う全収縮期雑音、心不全症状	無脈性電気活動（PEA）
手術方法	人工心肺補助、心停止下に穿孔部閉鎖（David-Komeda法、Dagget法）	僧帽弁置換術 僧帽弁形成術	Blow out型：死亡率が高い Oozing型：状況により圧迫止血や縫合止血

症状・疾患 心膜疾患
感染性心内膜炎／収縮性心膜炎

感染性心内膜炎

病態	心疾患や血流の乱れ（血流ジェット）によって心内膜が障害され、黄色ブドウ球菌や緑色連鎖球菌などの感染により疣贅が生じて弁を破壊したり、血流にのって全身に塞栓症を引き起こす		
基礎疾患	心室中隔欠損症、動脈管開存症、僧帽弁逸脱症候群、僧帽弁閉鎖不全症、大動脈弁閉鎖不全症、リウマチ熱後遺症、感染性心内膜炎によるびらんなど		
誘因	抜歯などの歯科治療、齲歯、泌尿器科・耳鼻科・産婦人科的処置、カテーテル検査、心臓ペースメーカ・中心静脈カテーテル・人工弁等の異物		
症状	感染症状	発熱、筋肉痛、関節痛、脾腫	
	心不全症状	新たな心雑音を伴う心不全の出現	
	塞栓症状	疣贅による塞栓：脳梗塞、脳出血、眼底のRoth（ロート）斑、心筋梗塞、脾梗塞、腎梗塞、下肢動脈塞栓、肺塞栓	
	皮膚症状	オスラー結節：指趾の有痛性赤紫色小結節	
		ジェーンウェイ斑：手掌や足底に見られる無痛性紅斑	
所見	眼瞼結膜・爪床の点状出血、オスラー結節、ばち状指		
検査	血液培養、心エコー		
治療	内科的管理	感受性のある抗菌薬の経静脈的長期投与	
	外科的治療	弁置換術、感染巣や人工物の除去、同種移植	
ケア	観察	●弁破壊による心機能低下、心負荷の軽減：心不全への進行を防ぐために、安静を保ち循環血液量の増大を防ぐ	
	看護のポイント	●安静の保持、心負荷の軽減：心不全への進行を防ぐために、安静を保ち循環血液量の増大を防ぐ	
		●栄養と水分の補給：発熱の持続、倦怠感による脱水・食欲不振に対して、良質蛋白質と水分補給	
		●薬物療法の管理：抗菌薬の長期投与を継続するための援助	
		●感染予防：大量の抗菌薬使用による菌交代現象が起こりやすいため、身体の清潔保持（口腔ケア、全身清拭、陰部洗浄）	
		●退院指導：長期に（1週間以上）持続する発熱や感冒様症状が見られる場合は、医師と連絡をとり早期に対応を受けるように説明	

収縮性心膜炎

病態	心膜の肥厚・癒着、さらに石灰化を伴うことによって心臓が固い鎧の中に閉じ込められたような状態（鎧心）となり、心臓の拡張期充満が障害される	
原因	特発性（原因不明の特発性が最も多い）、結核性、放射線照射後（乳癌、肺癌に対する治療後）、心外膜炎後（細菌性、真菌性）、開心術後、腫瘍	
症状	右心不全症状（頸静脈怒張、胸水、腹水、肝腫大、末梢浮腫、消化管うっ血による食欲不振）、呼吸困難、腹部膨満感、全身倦怠感、易疲労性、体重増加、食欲不振	
所見	肝腫大、腹水、胸水、浮腫、クスマウル徴候（吸気時に頸静脈の怒張が増強する）	
検査	胸部X線、CT、MRI、心エコー、心臓カテーテル検査	
治療	内科的管理	軽症例では利尿薬で経過観察
	外科的治療	心膜切除術

症状・疾患 心筋疾患
肥大型心筋症／拡張型心筋症

肥大型心筋症

病態	常染色体優性遺伝で発症し、心室拡大を伴わない左室肥大を呈し、左室流出路狭窄、左室拡張能低下などを伴い、重篤不整脈を生じる
原因	遺伝性
症状	胸部症状(胸痛、呼吸困難、動悸)、脳症状(立ちくらみ、眼前暗黒感、失神)
所見	頸動脈所見で立ち上がりの急峻な二峰性波、聴診でⅣ音、収縮期駆出性雑音
検査	心電図、心エコー、MRI、心臓カテーテル検査、心内膜心筋生検
治療 内科的治療	薬物療法: Ca拮抗薬、Ⅰa群抗不整脈薬、Ⅲ群抗不整脈薬
	カテーテル治療: 経皮的中隔心筋焼灼術(冠動脈左前下行枝の中隔枝に少量のエタノールを注入し、肥大した心室中隔の一部を壊死させて流出路圧較差を軽減する)
	ペースメーカ、植え込み型除細動器
外科的治療	心室中隔切除術、僧帽弁置換術および形成術
ケア 観察	● 致死性不整脈による突然死の恐れがあるため、心電図モニター ● 心不全症状(頸静脈怒張、浮腫、肝腫、努力様呼吸、肺野の状態、末梢冷感)の観察
看護のポイント	● 安静の保持、心負荷の軽減: 心不全への進行を防ぐために、安静を保ち循環血液量の減少を図る ● 静脈ラインからの確実な薬物投与: カテコラミンなどは血管漏出による静脈炎などをきたしやすいため、密な観察が必要 ● 食事内容の工夫: 重症心不全では、胃・腸管浮腫や肝うっ血に起因した食欲低下、悪心、嘔吐、腹部膨満が生じうる ● 突然死予防のため、過激な運動や精神的・身体的ストレスを回避する自己管理に向けた援助

拡張型心筋症

病態・原因	遺伝的素因とともにウイルス感染、自己免疫異常により、心筋組織の変性や線維化などが生じ、心室の収縮が悪くなり、心腔が拡張して、重篤不整脈や心不全を生じる
症状 うっ血症状	呼吸困難(起座呼吸、発作性夜間呼吸困難)、末梢浮腫、腸管や肝臓などの臓器うっ血による食欲不振や腹部膨満感
心拍出量低下症状	めまい・ふらつき、全身倦怠感・易疲労感、尿量減少、四肢冷感
所見	頸静脈怒張、浮腫、交互脈、不整脈、Ⅲ音・Ⅳ音・奔馬調律・汎収縮期雑音・湿性ラ音の聴診
検査	胸部X線、心電図、心エコー、血液検査、心臓カテーテル検査、心内膜心筋生検
治療 内科的治療	薬物療法: β遮断薬、ACE阻害薬/ARB、利尿薬、Ⅲ群抗不整脈薬、抗凝固薬
	ペースメーカ、植え込み型除細動器
外科的治療	左室縮小形成術、補助人工心臓(VAS)、心臓移植
ケア	● 肥大型心筋症のケア参照

先天性心疾患

先天性心疾患の分類

非チアノーゼ性心疾患	短絡なし		●肺動脈狭窄症 ●大動脈縮窄症 ●大動脈弁狭窄症 など
	短絡あり	左→右シャント	●心房中隔欠損症(ASD) ●心室中隔欠損症(VSD) ●動脈管開存症(PDA) など
チアノーゼ性心疾患		右→左シャント	●完全大血管転位症(TGA) ●ファロー四徴症(TOF) ●アイゼンメンジャー症候群 など

主な先天性心疾患の病態・治療

疾患	病態	治療(手術)
肺動脈狭窄症	肺動脈の弁あるいはその前後が狭窄し、右心系の圧負荷が増大する	●経皮的バルーン肺動脈弁形成術 ●直視下肺動脈弁交連切開術
大動脈縮窄症	大動脈弓と下行大動脈の間が狭窄し、上下半身に血圧差が生じる	●鎖骨下動脈フラップ法、または大動脈弓部と下行大動脈を直接吻合する拡大端々吻合術による縮窄部の解除 ●バルーンカテーテルを用いた血管拡大術
大動脈弁狭窄症	大動脈弁が狭窄し、左心室の心筋肥大が起こる	●大動脈弁置換術
心房中隔欠損症(ASD)	心房中隔の一部が欠損し、左心房と右心房の間が交通している	●直接縫合またはパッチ縫合による欠損孔の閉鎖 ●経皮的カテーテル治療
心室中隔欠損症(VSD)	心室中隔の一部が欠損し、左心室と右心室の間が交通している	●パッチ縫合による欠損孔の閉鎖
動脈管開存症(PDA)	胎児の大動脈と肺動脈をつなぐ動脈管が、出生後も閉じない	●コイル塞栓術 ●結紮術
完全大血管転位症(TGA)	右心室から大動脈、左心室から肺動脈が出て正常と逆のつながりになっている	●ジャテーン手術 ●ラステリ手術 ●バルーン心房裂開術
ファロー四徴症(TOF)	肺動脈狭窄、心室中隔欠損、大動脈騎乗、右心室肥大の4つが起こる	●姑息手術:鎖骨下動脈-肺動脈短絡術 ●根治手術:心内修復術(VSDの閉鎖+右室流出路形成)
アイゼンメンジャー症候群	心室中隔欠損、動脈管開存により肺高血圧症が亢進し、静脈血が動脈側に流入する	●予後不良 ●原疾患の手術は禁忌

症状・疾患

先天性心疾患の成人期での問題点

心不全	体心室不全	●左-右短絡の遺残、大動脈弁狭窄・閉鎖不全、僧帽弁狭窄・閉鎖不全、反復した外科手術後、冠動脈移植後 ●経年的な術後変化に高血圧や加齢による心室拡張障害が加わり、50歳を超えると高率に左心不全が起こる
	肺心室不全	●ファロー四徴術後、心室中隔欠損、肺動脈狭窄・閉鎖不全、修正大血管転位、ラステリ手術後 ●右心不全が起こる。進行すると肝硬変や蛋白漏出性胃腸症などに発展
不整脈	洞機能不全	●多脾症候群、Mustard術・Senning術、Fontan術後
	高度房室ブロック	●修正大血管転位、多脾症
	発作性上室性頻拍	●エブスタイン病、修正大血管転位、内臓心房錯位
	心室頻拍	●ファロー四徴術後
感染性心内膜炎		●大部分の未修復先天性心疾患は感染性心内膜炎のリスク大 ●人工材料を用いる手術が多いため、修復術後も感染リスク大 ●歯科処置に起因することが多く、発症予防が重要
チアノーゼと全身系統的の異常		●多血症による過粘度症候群：頭痛、めまい、易疲労感 ●凝固異常による出血傾向：鼻出血、歯肉出血、喀血、肺出血、脳梗塞、脳腫瘍、多量の生理出血 ●腎障害：蛋白尿、ネフローゼ、腎機能低下、腎不全 ●尿酸代謝異常：高尿酸血症、痛風 ●ビリルビン代謝異常：胆石 ●全身血管障害：末梢血管拡張 ●運動耐応能の低下：易疲労、多呼吸、筋肉痛、筋力低下 ●四肢末端の変化：ばち指、末梢血管拡張・増生 ●感染症：感染性心内膜炎、脳膿瘍 →合併症の予防や、早期の診断による的確な治療がQOLや予後を改善する
肺高血圧		●心室中隔欠損、動脈管開存、房室中隔欠損など中等度以上の左-右短絡が持続すると肺動脈閉塞性疾患を引き起こす ●機序は、アイゼンメンジャー症候群、外科的修復後の遺残肺高血圧、体循環－肺循環短絡に関連する肺高血圧、小短絡を伴う肺高血圧 ●肺高血圧が進行し非可逆的になる（アイゼンメンジャー症候群）と手術は禁忌
妊娠、出産の問題	妊娠可能	●心不全症状が軽く（NYHA Ⅲ）、心機能が良好で、不整脈がなく、洞調律で、チアノーゼがあっても軽い場合（酸素飽和度90%以上）
	妊娠・出産のハイリスク	●肺血管閉塞性病変：アイゼンメンジャー症候群 ●チアノーゼ性心疾患：酸素飽和度85%以下 ●左室流出路狭窄および大動脈縮窄：圧較差40～50mmHg以上 ●NYHAⅢ以上の心不全：左室駆出率40%以下 ●人工弁置換術後、大動脈弁病変を伴うマルファン症候群、心機能低下が見られるFontan手術後 ●人工弁（機械弁）置換後は妊娠はすすめない
社会的問題		●教育、就職、結婚、妊娠、出産、育児、子どもへの遺伝、旅行、運動、レクリエーション、社会保障（保険、年金、身体障害者認定、医療給付、自立支援医療給付）

症状・疾患 動脈疾患
大動脈瘤

大動脈瘤

定義・病態	血管壁の脆弱化などにより、大動脈壁一部の全周、または局所が生理的限界を超えて拡張した状態。大動脈の直径が正常径の1.5倍（胸部で4.5cm、腹部で3.0cm）を超えたもの		
原因	動脈硬化が最多、その他の原因として外傷、炎症、感染、先天性結合組織異常など		
分類	瘤壁の構造による分類	真性瘤、仮性瘤、解離性瘤	
	形態による分類	紡錘状瘤、嚢状瘤	
	発生部位による分類	胸部大動脈瘤、腹部大動脈瘤、胸腹部大動脈瘤	
症状	瘤による圧迫症状	上行大動脈瘤	上大静脈症候群（上大静脈、無名静脈の圧迫）、ホルネル症候群（上頸神経節の圧迫）
		弓部大動脈瘤	嗄声（左反回神経の圧迫）、呼吸器症状（気道の圧迫）、喀血
		下行大動脈瘤	呼吸器症状（気道の圧迫）、嚥下障害（食道の圧迫）、肺性心（肺動脈の圧迫）、吐血
		胸腹部・腹部大動脈瘤	虚血症状（腹部分枝の圧迫）
		その他	骨破壊、心不全、不整脈
	瘤の破裂症状	突然の疼痛（胸背部痛・腰痛・腹痛）、胸腔内出血、腹腔内出血、消化管穿破、喀血、心タンポナーデ。これらに伴う出血性ショック	
検査	CT、MRI、心エコー、血液検査		
治療	外科的治療	紡錘状瘤：通常、腹部大動脈瘤で5cm以上、胸部大動脈瘤で5cm以上が手術適応 嚢状瘤：紡錘状瘤よりも破裂しやすいため、瘤径が小さくても手術適応 手術：人工血管置換術、ステントグラフト内挿術（80頁参照）	

瘤壁の構造

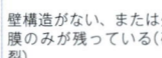

真性瘤	仮性瘤	解離性瘤
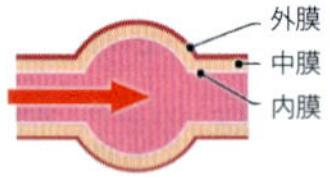 外膜／中膜／内膜		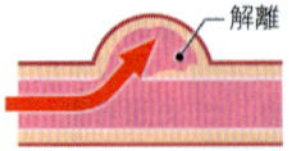 解離
動脈瘤壁に外膜・中膜・内膜の3層構造が残っている	壁構造がない、または外膜のみが残っている（破裂）	外膜と中膜が残っている

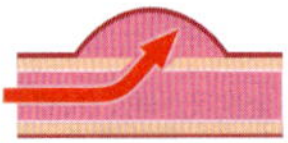

動脈瘤の発生部位

胸部大動脈瘤	横隔膜上の大動脈瘤：大動脈弁輪拡張症、上行大動脈瘤、弓部大動脈瘤、下行大動脈瘤
胸腹部大動脈瘤	横隔膜上下の連続した大動脈瘤：Crawford分類
腹部大動脈瘤	横隔膜下の大動脈瘤：腎動脈上大動脈瘤、腎動脈下大動脈瘤

症状・疾患 大動脈解離

大動脈解離

定義・病態	大動脈壁の脆弱化により大動脈壁の内膜が裂けて、血流が中膜内に流入して偽腔(解離腔)を形成した状態		
原因	動脈の脆弱性：粥状動脈硬化、マルファン症候群、中膜壊死		
症状	大動脈弁の拡張に伴う症状	大動脈弁閉鎖不全症、瘤形成	
	偽腔の破裂に伴う症状	心タンポナーデ、胸腔または他部位への出血 破裂頻度：胸腔＞縦隔＞後腹膜	
	偽腔による血流障害に伴う症状	脳梗塞：意識障害、構語障害、四肢麻痺 心筋虚血：狭心症、心筋梗塞 脊髄梗塞：下半身麻痺 腎虚血：乏尿、腎不全 腸管虚血：麻痺性イレウス、下血、腸管壊死 上下肢虚血：運動障害、四肢血圧差	
	その他	播種性血管内凝固症候群	
検査	CT、胸部X線、心エコー、血液検査		
治療	内科的治療	降圧治療：降圧目標は100～120mmHg、脈拍60回/分以下	
	外科的治療	人工血管置換術、Bentall手術	
ケア	看護のポイント	●致死的疾患であり、迅速な対応が必要 ●スタンフォードA型では緊急手術、B型では内科治療が第一選択 ●術後看護：解離の及ぶ範囲・大きさ、偽腔への血流状態によりさまざまな症状を呈する。そのため、術前より術後合併症のリスクをアセスメントしておくことが重要 ●長期的な血圧のコントロールに対する援助	

内膜亀裂(エントリー)
真腔
偽腔(解離腔)
内膜亀裂(リエントリー)

大動脈解離の分類

	外科的治療		内科的治療	
ドベーキー分類	Ⅰ型	Ⅱ型	Ⅲa型	Ⅲb型
解離の範囲	上行大動脈		下行大動脈以下	
	上行～弓部～下行	上行大動脈のみ	下行大動脈横隔膜まで	下行大動脈横隔膜下まで
スタンフォード分類	A型 上行大動脈に解離がある		B型 上行大動脈に解離がない	

症状・疾患 動脈疾患
末梢動脈疾患

末梢動脈疾患(PAD)

概念	四肢の動脈に生じた循環障害。動脈硬化による閉塞性動脈硬化症(ASO)、閉塞性血栓性血管炎(TAO、バージャー病)、急性動脈閉塞などを含む
原因	動脈硬化。誘因は喫煙、糖尿病、肥満、高血圧、高脂血症など
症状	下肢のしびれ・冷感 **間欠性跛行**:歩行時に下肢に疼痛やだるさ、こむらがえりがあるが、休むと10分以内に元の歩行が可能となる **重症下肢虚血**:安静時の痛み、難治性潰瘍など

検査	血流状態の評価	ABI(足関節上腕血圧比)	足首の最高血圧÷上腕の最高血圧 ABIの指標参照
		足指関節収縮期圧比(TBI)	足指関節収縮期圧÷上腕収縮期圧 0.8〜0.9以下の場合、閉塞を疑う
		SPP(皮膚灌流圧)	レーザードプラで皮膚の還流状態を検出 30mmHg以上(理想的には45mmHg)の血流が創傷治癒に必要
	画像診断	3D-CT、MRA、血管エコー	
治療	薬物療法	抗血小板薬、抗凝固薬、末梢血管拡張薬	
	運動療法	軽いジョギングなどの筋肉運動(側副血行の発達を促し、足への血流を増加させる)	
	外科的治療	動脈バイパス術、血管内治療(PPI:末梢血管インターベンション)	
ケア	観察	Fontaine分類による下肢の状態把握	
		足病変の観察	①脈拍は触れるか(大腿動脈、膝窩動脈、後脛骨動脈、足背動脈)、②足・足の指に冷感はないか、③足・足の指に蒼白、チアノーゼはないか、④潰瘍、壊死はないか
	看護のポイント	血行改善と維持	下肢血流を増加させる体位・運動、血管攣縮の回避(禁煙、保温)、阻血性疼痛の緩和、損傷・感染の予防
		潰瘍部処置・ケア	足浴、洗浄、軟膏塗布(ゲンタマイシン、スルファジアジン銀、ブクラデシンなど)
		患者教育	禁煙の励行、食事療法(糖尿病を合併した末梢動脈疾患患者は、HbA1c7.0%未満を目標)、LDLコレステロールの管理(目標:120mg/dL 未満)、高血圧管理

ASOの重症度分類(Fontaine分類)

I型	足が冷たい、しびれる、皮膚が蒼白になる
II型	ある程度歩くと足(筋肉)が痛くなり歩けなくなるが、しばらく休むと歩けるようになる(間欠性跛行)
III型	安静にしていても足が痛む
IV型	皮膚がただれたり(潰瘍)、黒く変色したりする(壊死)

ABIの指標

1.30≦ABI	石灰化などの疑い
1.00≦ABI≦1.29	正常範囲
0.91≦ABI≦0.99	境界域
0.41≦ABI≦0.90	軽〜中程度の閉塞または狭窄の可能性
ABI≦0.40	重度の閉塞または狭窄の可能性

症状・疾患: 静脈疾患
深部静脈血栓症／下肢静脈瘤

深部静脈血栓症

病態	静脈血栓症のうち深部静脈に血栓ができ、下肢静脈瘤や血流障害をきたす
危険因子	Virchowの3徴：①血流の停滞、②血管内皮障害、③血液凝固能の亢進
症状	患肢の腫脹・疼痛
	ルークス徴候	臥位よりも立位で増強する腓腹筋の圧痛・疼痛
	ホーマンズ徴候	膝を屈曲位にし、足関節を急に背屈させたときに、膝窩部・腓腹部に疼痛を感じる
	ローウェンブルグス徴候	下腿加圧にて疼痛をきたす圧が、患肢が健肢より20〜30mmHg低い。腓腹部痛の客観的指標
検査	血液検査、超音波検査、3D-CT、静脈造影
治療	内科的治療	血栓融解療法
	外科的治療	カテーテル血栓融解療法、血栓摘去術
ケア	●深部静脈血栓症/肺血栓塞栓症の予防：62頁参照

下肢静脈瘤

病態	下肢静脈の静脈弁が機能しなくなって、静脈に血液がうっ滞し、下肢の表在静脈が拡張、蛇行して静脈瘤を生じた状態
危険因子	肥満、皮膚炎
誘因	女性：妊娠・出産 男性：立ち仕事
症状	重量感・疲労感、熱感・疼痛、夜間痙攣(就寝中に起こる腓腹部・前脛部の痙攣)、下肢うっ滞症候群(湿疹・皮膚炎、色素沈着、脂肪皮膚硬化症など静脈高血圧に伴う皮膚循環障害、栄養障害)、皮膚潰瘍
検査	超音波検査、3D-CT、MR静脈造影、ドプラー血流計検査
治療	圧迫療法	弾性包帯、弾性ストッキング
	硬化療法	血管内に硬化剤を注入して閉塞させる
	外科治療	高位結紮術	静脈逆流を起こしている部位を結紮し血流を遮断する
		ストリッピング術	弁不全のある伏在静脈本幹を抜去する
	血管内治療法	ラジオ波やレーザーにて静脈の内側を焼灼して閉塞させる

下肢静脈瘤の臨床的重症度分類（CEAP分類）

class 0	視触診上、静脈疾患を認めないもの
class 1	網目状、クモの巣状の静脈瘤
class 2	分枝静脈瘤、伏在静脈瘤(瘤径3mm以上)
class 3	下肢腫脹を伴う静脈瘤(皮膚変化を認めず)
class 4	色素沈着、硬化などの皮膚変化を伴う静脈瘤
class 5	上記症状に潰瘍瘢痕を認める静脈瘤
class 6	上記症状に加え、現在うっ滞性潰瘍を認める静脈瘤

症状・疾患 **静脈疾患**
肺血栓塞栓症

肺血栓塞栓症の病因・症状・分類

概念	静脈、心臓内で形成された血栓が遊離して、急激に肺血管を閉塞することによって生じる疾患
病態	急速に出現する肺高血圧と低酸素血症
危険因子	Virchowの3徴：①血流の停滞、②血管内皮障害、③血液凝固能の亢進
誘因	排便・排尿時、安静臥床後の初回歩行、ベッド上での体位変換、その他の歩行時、血管造影後の圧迫解除
症状	肺動脈の広範囲の閉塞：呼吸困難、失神、チアノーゼ、ショック、頻脈、冷汗
	末梢性の小さな閉塞：胸痛、血痰

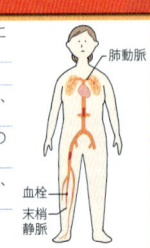

肺血栓塞栓症の危険因子（後天性因子）

血流停滞	長期臥床、肥満、妊娠、心肺疾患（うっ血性心不全、慢性肺性心など）、全身麻酔、下肢麻痺、下肢ギブス包帯固定、下肢静脈瘤
血管内皮障害	各種手術、外傷、骨折、中心静脈カテーテル留置、カテーテル検査・治療、血管炎、抗リン脂質抗体症候群、高ホモシステイン血症
血液凝固能亢進	悪性腫瘍、妊娠、各種手術、外傷、骨折、熱傷、薬物（経口避妊薬、エストロゲン製剤など）、感染症、ネフローゼ症候群、炎症性腸疾患、骨髄増殖性疾患、多血症、発作性夜間血色素尿症、抗リン脂質抗体症候群、脱水

静脈血栓塞栓症のリスクと予防法

低リスク	早期離床および積極的な運動
中リスク	弾性ストッキングあるいは間欠的空気圧迫法
高リスク	間欠的空気圧迫法あるいは抗凝固療法
最高リスク	（抗凝固療法と間欠的空気圧迫法の併用）あるいは（抗凝固療法と弾性ストッキングの併用）

深部静脈血栓症の治療方法と適応

急性期の薬物療法	●ヘパリンとワルファリンの併用 ●ヘパリンコントロールの目標APTT値：1.5～2.5倍延長 ●ワルファリンコントロールの目標PT-INR値：2.0（1.5～2.5） ●全身的血栓溶解療法：ウロキナーゼは、初回1日量6～24万単位を点滴静注し、以後漸減し7日間投与
急性期の観血的治療	●カテーテル血栓溶解療法 ●カテーテル血栓吸引療法 ●静脈ステント ●外科的血栓摘除術
理学治療（運動・圧迫）	●術後の理学療法：弾性ストッキングを着用して早期に歩行 ●弾性ストッキングは、静脈機能の改善の程度を考慮して、症例ごとに決定 ●症状の強い症例や静脈機能の推移によっては圧迫圧の高いものに変更し、継続して使用

急変対応 急変事態と緊急度

急変を起こす可能性の高い疾患・医療行為

急変を起こす可能性の高い疾患

障害部位	疾患
中枢神経系	脳血管障害(脳出血、脳梗塞、クモ膜下出血)、てんかん
循環器系	急性心筋梗塞、不整脈、大動脈解離、肺血栓塞栓症
呼吸器系	誤嚥、窒息、急性肺炎、気胸、血胸
消化器系	消化管出血、穿孔、閉塞、感染症
腎泌尿器系	急性尿閉(膀胱タンポナーデを含む)
内分泌・代謝系	高血糖、低血糖、肝性昏睡、電解質異常

医療行為に関連する急変

急変時の症状	急変の原因となる処置
出血	術後、内視鏡的生検・治療後、採血・動脈穿刺後
アレルギー	すべての薬剤に可能性がある、異型輸血
肺血栓塞栓症	体位変換、歩行開始
神経反射	浣腸、処置に伴う迷走神経反射
薬剤過量	誤嚥、小児・高齢者
事故	窒息(食事介助時)、転倒・転落などの外傷、チューブ・ライン抜去

CTAS/JTASのトリアージレベル分類(レベルカラー)

レベル1 ― 蘇生レベル	生命または四肢を失う恐れのある状態であり、積極的な治療がただちに必要な状態
レベル2 ― 緊急	潜在的に生命や四肢の機能を失う恐れがあるため、迅速な治療が必要な状態
レベル3 ― 準緊急	重篤化し救命処置が必要になる可能性がある状態、あるいは強い不快な症状を伴う場合があり、仕事をするうえで支障がある、または日常生活にも支障がある状態
レベル4 ― 低緊急	患者の年齢に関連した症状、苦痛と感じる症状、潜在的に悪化を生じる可能性のある状態で1〜2時間以内の治療や再評価が好ましい状態
レベル5 ― 非緊急	急性期の状態だが緊急性のないもの、および増悪の有無にかかわらず慢性期症状の一部である場合、精査や治療を先延ばしにしたり、院内の他科または、他の医療機関への紹介で対応可能な場合

日本救急医学会・日本救急看護学会・日本臨床救急医学会監. 緊急度判定支援システム プロバイダーマニュアル. へるす出版. 2011:4より引用

急変対応 心肺蘇生

成人の医療用BLSアルゴリズム

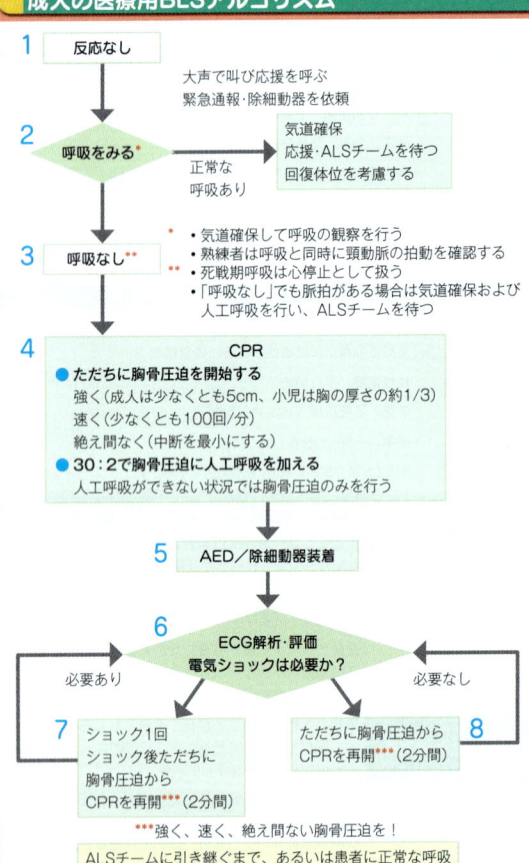

1. 反応なし

　大声で叫び応援を呼ぶ
　緊急通報・除細動器を依頼

2. 呼吸をみる*

　→ 正常な呼吸あり → 気道確保／応援・ALSチームを待つ／回復体位を考慮する

3. 呼吸なし**

　* ・気道確保して呼吸の観察を行う
　・熟練者は呼吸と同時に頸動脈の拍動を確認する
　** ・死戦期呼吸は心停止として扱う
　・「呼吸なし」でも脈拍がある場合は気道確保および人工呼吸を行い、ALSチームを待つ

4. **CPR**
   - ● ただちに胸骨圧迫を開始する
     強く(成人は少なくとも5cm、小児は胸の厚さの約1/3)
     速く(少なくとも100回/分)
     絶え間なく(中断を最小にする)
   - ● 30:2で胸骨圧迫に人工呼吸を加える
     人工呼吸ができない状況では胸骨圧迫のみを行う

5. AED／除細動器装着

6. ECG解析・評価　電気ショックは必要か？

　- 必要あり →
7. ショック1回／ショック後ただちに胸骨圧迫からCPRを再開***(2分間)

　- 必要なし →
8. ただちに胸骨圧迫からCPRを再開***(2分間)

***強く、速く、絶え間ない胸骨圧迫を！

ALSチームに引き継ぐまで、あるいは患者に正常な呼吸や目的のある仕草が認められるまでCPRを続ける

JRC蘇生ガイドライン2010より引用

急変対応

ALSアルゴリズム

```
反応なし
無呼吸または死戦期呼吸
        ↓
    大声で叫ぶ
119番通報／蘇生チーム要請・AED依頼
        ↓
CPR（30：2）
胸骨圧迫中断を最小・質の高いCPRに集中
AED／除細動器装着
        ↓
    VF／無脈性VT
    ／         ＼
  はい         いいえ
   ↓            ↓
ショック1回   （心拍再開の可能性があれば）脈拍の触知
              はい／   ＼いいえ
```

二次救命処置（ALS）
胸骨圧迫中断を最小にしながら
- 可逆的な原因の検索と是正
- 静脈路／骨髄路確保
- 血管収縮薬を考慮
- VF/VTの場合に抗不整脈薬を考慮
- 気管挿管・声門上気道デバイスを考慮
- 気管挿管後は連続した胸骨圧迫
- 呼気CO₂モニターを使用

CPR：ただちに胸骨圧迫から再開
30：2で5サイクル（2分間）

心拍再開後のモニタリングと管理
- 12誘導ECG・心エコー
- 循環管理（early goal-directed therapy）
- 再灌流療法（緊急CAG/PCI）
- 吸入酸素濃度と換気量の適正化
- 体温管理（低体温療法）
- 原因の検索と治療

JRC蘇生ガイドライン2010より引用

急変対応 緊急薬剤

心肺蘇生で用いる主な薬剤と使い方

一般名	商品例	使用方法
アドレナリン	ボスミン注 アドレナリン注0.1%シリンジ「テルモ」	●初回、1mg/1Aを静脈路より急速投与。続いて生理食塩液20mLで後押しし、静脈路を確保している肢を10〜20秒挙上 ●効果がない場合、1mg/1Aを3〜5分毎に反復投与
バソプレシン	ピトレシン注射液	●アドレナリンの1回目または2回目投与のいずれかを、バソプレシン40単位の静脈路からの急速投与に代用可能 ●冷所保存で管理
リドカイン	静注用キシロカイン2% オリベス静注用2% リドカイン静注用2%シリンジ「テルモ」	●アドレナリン投与後もVF/無脈性VTが続く場合に投与 ●初回、1.0〜1.5mg/kgを静脈路より急速投与。続いて生理食塩液20mLで後押しし、静脈路を確保している肢を10〜20秒挙上 ●効果がない場合、0.5〜0.75mg/kgを追加投与 ●最大3回まで投与可能であるが、極量は3mg/kg ●中毒症状(催不整脈作用)が現れることがあるので、患者の観察を十分に行う
アミオダロン	アンカロン注150	●初回、300mgを静脈内または骨髄内投与 ●2回目、150mgを静脈内または骨髄内投与 ●バイアル製剤のため、溶解して使用
マグネシウム	静注用マグネゾール20mL	●VF/無脈性VTによる心停止か、トルサド・ド・ポアンツに合併している場合に投与可能 ●1〜2gを10mLの5%ブドウ糖液で希釈し、5〜20分かけて静脈内に投与
アトロピン	アトロピン硫酸塩注0.5mg「フソー」 アトロピン硫酸塩注0.5mg「タナベ」 アトロピン注0.05%シリンジ「テルモ」	●心静止や徐脈性PEAの場合、1.0mgを静脈路より急速投与、続いて生理食塩液20mLで後押しし、静脈路を確保している肢を10〜20秒挙上 ●効果がない場合、1.0mg/2Aを3〜5分毎に反復投与 ●最大3回まで投与可能であるが、極量は3mg ●頻脈性のPEAには使用不可 ●1A=0.5mgであるため、心停止時は1mg(2A)の投与 ●ST上昇型心筋梗塞でブロックを伴う徐脈は、すべてアトロピン禁忌
ドパミン	イノバン注100mg イノバン注0.3%シリンジ 他に、カタボンHi注、カタボンLow注、カコージンD注など	●蘇生成功後、心拍出量維持の目的で、必要時5μg/kg/分から使用開始 ●厳密な投与量の調整が必要な場合や、微量注入(通常、10mL/分以下)する場合、シリンジ薬剤ではシリンジポンプ、点滴剤剤では輸液ポンプを使用 ●pH8.0以上になると着色することがあるので、重炭酸ナトリウムのようなアルカリ性薬剤と混合しない
炭酸水素ナトリウム	メイロン静注7%	●初期投与量は1mEq/kg、その後は血液ガス分析を実施し、その結果に基づいた投与を行う。完全補正は行わないほうがよい ●単に代謝性のアシドーシスを示す状況での投与は推奨されていない

急変対応 胸痛への対応

胸痛のアセスメントと対応

1 緊急度の把握

●**全身状態の把握**（以下の場合は緊急対応・処置）

| ショック症状 | 意識障害 | 激しい痛み | 致死的不整脈 |

2 フィジカルアセスメント

問診	●既往歴：循環器・呼吸器疾患、高血圧の有無、投薬の有無 ●症状：症状はいつ発生したか？ 痛みは急激？ 緩徐？ 持続性？ 間欠性？ ●痛みの部位・性質・時間 ●随伴症状：呼吸困難の有無	視診	●顔色・全身皮膚色 ●冷汗 ●呼吸状態・チアノーゼ ●頸静脈の怒張
触診	●四肢冷感 ●脈拍の緊張 ●肝腫大、下肢の浮腫	聴診	●異常呼吸音の有無（ラ音、減弱・消失） ●心雑音の有無

3 緊急対応・処置

体位管理	水平仰臥位（下肢挙上は禁忌）
モニタリング	心電図モニタ、パルスオキシメータ
酸素投与	意識障害を伴う場合は気管挿管の準備
除細動	心室細動（VF）、無脈性心室頻拍（pulseless VT）時

胸痛の特徴から予測される重篤な疾患

急性心筋梗塞	●突然起こる胸部の激痛 ●頸部から左肩にかけての放散痛 ●絞扼感、圧迫感、食道・気管の灼熱感
急性大動脈解離	●突然の激しい胸部、背部にかけての引き裂かれるような痛み（解離進行により範囲拡大） ●腰部、時に腹部の疼痛 ●疼痛強度は、解離直後が最も強く、徐々に減衰 ●主要分岐動脈の虚血症状 　（頸動脈以降で脈が消失、橈骨動脈触知の左右差、脳虚血による失神、下肢の血流障害）
肺血栓塞栓症	●突然の胸痛とともに起こる呼吸困難 ●時に咳嗽、血痰 ●多呼吸、頻脈 ●半数以上に37.5℃以上の発熱
緊張性気胸	●呼吸困難を主徴とした胸痛 ●患側呼吸音の減弱または消失 ●打診にて肺虚脱部の鼓音

急変対応 呼吸困難への対応

呼吸困難のアセスメントと対応

1 緊急度の把握

●全身状態の把握（以下の場合は緊急対応・処置）

ショック症状	意識障害	自発呼吸なし
上気道閉塞	低酸素血症（SpO$_2$＜90％、PaO$_2$＜60Torr）	

2 フィジカルアセスメント

問診	●既往歴：呼吸器・循環器疾患、喘息の有無、投薬の有無 ●症状：症状はいつ発生したか？ 呼吸困難は突発性？ 急性？ 慢性？ ●随伴症状：胸痛の有無など
視診	●顔色・表情、全身皮膚色、チアノーゼ ●冷汗 ●窒息時のサイン（のどを両手でつかむ） ●呼吸補助筋の使用（努力呼吸の有無） ●頸静脈の怒張
触診	●胸部の拡張 ●脈拍の緊張
聴診	●異常呼吸音の有無（ラ音、減弱・消失、左右差） ●喘鳴の有無

3 緊急対応・処置

気道確保	気道異物は、異物除去（喉頭異物：指や鉗子にて除去、上気道異物：ハイムリック法）
酸素投与	意識障害を伴う場合は気管挿管と人工呼吸の準備
体位管理	ショック→下肢挙上 ショック以外→座位あるいは半座位
モニタリング	パルスオキシメータ、心電図モニタ

呼吸困難の特徴から予測される重篤な疾患

気道異物	●突発性呼吸困難 ●咳嗽、喘鳴を伴うことが多いが、完全閉塞すると声も出ない ●急速にチアノーゼが進行し、意識を失う
肺血栓塞栓症	●突然の胸痛とともに起こる突発性呼吸困難 ●時に咳嗽、血痰を認める ●多呼吸、頻脈 ●半数以上に37.5℃以上の発熱
緊張性気胸	●突発性呼吸困難 ●呼吸困難を主徴とした胸痛 ●患側呼吸音の減弱または消失 ●打診にて肺虚脱部の鼓音
気管支喘息	●口すぼめ呼吸や努力性呼吸 ●呼気延長 ●喘鳴の聴取（重症時は喘鳴も消失）

ケア処置 手術と術後管理
術後の観察ポイント

心臓手術の合併症と観察ポイント

合併症	原因	観察項目
後出血	外科的出血、出血傾向、長時間体外循環、ショック、敗血症、抗凝固療法	●胸腔ドレーン・心嚢ドレーンからの排液量(4時間で1000mL以上、200mL/時以上続く場合は再開胸の適応) ●ドレーンの閉塞の有無 ●血圧低下、頻脈、顔面蒼白、四肢冷感、発汗などのショック症状
心タンポナーデ	心嚢内への大量の液体貯留:心臓縫合部からの出血、抗凝固薬投与による出血、心膜切開後症候群	●Beckの3徴候:頸静脈怒張(静脈圧↑)、血圧低下、心拍音微弱 ●胸痛、呼吸困難、チアノーゼ、心陰影の拡大、奇脈、心膜摩擦音
LOS(低心拍出量症候群)	術中:体外循環の影響、大動脈遮断法、心筋保護法、心室切開、不適切な修復手段、刺激伝導系損傷 術後:輸液輸血過剰投与、低酸素血症、電解質異常、酸塩基平衡異常、冠状動脈閉塞、不整脈、心タンポナーデ	<徴候チェック> ●血圧90mmHg以下 ●LAP(左房圧)上昇:15mmHg以上 ●四肢冷感、チアノーゼ ●拍出係数25mL/回/m²以下 ●CI(心係数)2.2L/分/m²以下 ●CVP(中心静脈圧)上昇:11mmHg以上 ●尿量0.5mL/kg/時以下が2時間以上
急性腎不全	人工心肺時の腎血流量の低下、長時間体外循環による低流量灌流・溶血、大量輸血、腎毒性抗生物質	尿量、BUN、クレアチニン、電解質異常 腎前性、腎性、腎前性の鑑別のための検査
重症不整脈	電解質異常(低K)、血液ガス異常、刺激伝導系損傷、薬剤(ジギタリス、カテコラミン)、心筋変性(虚血、線維化)	●致死的不整脈 ●電解質異常
ガス交換障害	人工心肺後肺障害(無気肺、術後心不全、肺水腫)	●呼吸困難、胸内苦悶 ●痰の量と性状 ●自発呼吸の状態 ●チアノーゼ ●動脈血ガス分析、経皮的酸素飽和度
感染	易感染状態:侵襲の大きい手術、心機能の低下による臓器の循環障害、糖尿病・腎不全の合併 創感染、人工弁、グラフト(人工血管)、ペースメーカのリード感染、縦隔炎、感染性心内膜炎、人工呼吸器関連肺炎、CV、尿道留置などのカテーテル感染	●疼痛 ●発赤 ●腫脹 ●熱感 ●可動域の低下(機能障害)
その他	脳障害:麻酔導入時の心停止・低酸素血症、脳塞栓、術後の低酸素血症、低血糖症、心拍出量低下 せん妄	

ケア・処置 手術と術後管理
術後モニタリング

術後の観察

観察項目	内容
循環状態	血圧、脈拍(数、緊張、不整脈)、循環血液量(頸動脈の怒張、体重)、末梢循環(皮膚の色調、湿潤・発汗、冷汗)
呼吸状態	呼吸数、肺音、皮膚の色調、チアノーゼ、冷汗、発汗
意識・覚醒状態	意識レベル、四肢の感覚・運動機能、術後せん妄の有無
創部の状態	出血・滲出液の有無(量・性状)、創部・周辺皮膚の変化
消化器症状	悪心・嘔吐、腹部膨満、排ガス、排便(下痢に注意)
痛みの状態	程度、部位、咳嗽・深呼吸の不可、鎮痛薬の使用状況、安静や安楽、体位(安全・安楽か)
静脈ライン(末梢静脈、中心静脈など)	閉塞や輸液漏れ、静脈炎、接続ルートの緩みや外れ、固定テープの剥がれや汚染などの有無、指示された薬剤の与薬状況の確認
各種カテーテル・ドレーン類	カテーテル・ドレーン類の種類・数・固定位置、周辺皮膚組織の炎症の有無、カテーテル・ドレーン類からの滲出液や出血の性状と量
水分出納 (INTAKE/OUTPUT)	IN：点滴・静脈注射などの輸液量、輸血、経口摂取、経管栄養 OUT：尿量、便、各種カテーテル・ドレーン類からの排液、ガーゼ出血量、発汗の程度 IN/OUT計算とバランス

術後の循環系ケアのポイント

- 心電図モニタの装着・管理と観察
- 標準12誘導心電図
- 観血的動脈圧モニタの管理と観察
- スワンガンツカテーテル、中心静脈圧カテーテルによる血行動態モニタの観察
- ドレーンの挿入部位、排液量・性状の観察、血液データ(Hb・Ht・PLT値、凝固機能など)
- 創状態、痛みの有無・程度
- 感染徴候の観察(発熱、炎症データ)
- 術後の水分出納バランス、利尿状況、血液データ(腎機能)、体重変化
- 胸部X線検査や心エコー検査の所見
- 四肢末梢冷感の有無・程度、チアノーゼの有無・程度
- 循環器系薬剤や輸液の管理
- 補助循環装置(IABPやPCPS)の管理
- 人工呼吸器管理に伴う人工呼吸器関連合併症の観察、気道分泌物の吸引
- 出血傾向の観察

ケア・処置 中心静脈カテーテルの管理

中心静脈カテーテル（CVC）

目的	中心静脈圧（CVP）測定 CVP＝右房圧 ＝胸腔内大静脈圧	● 右心系機能の把握 ● ショック時の患者の状態や治療に対する反応の把握 ● うっ血性心不全の状態の把握右心ポンプ機能の監視
	中心静脈栄養	● 経口摂取、経腸栄養が不可能、栄養状態が不良な場合の栄養管理
	薬液の静脈ルート	● 昇圧薬・抗不整脈薬などの投与
	その他	● 透析時のブラッドアクセス ● 肺動脈カテーテル挿入経路 ● 心臓ペースメーカ挿入経路 ● 心臓内空気吸引用カテーテル
経路	● 鎖骨下静脈 ● 内頸静脈 ● 外頸静脈 ● 大腿静脈 ● 上腕尺側皮静脈	
観察	● 輸液ルートの接続外れ・屈曲・固定状況 ● 胸痛、背部痛 ● 咳嗽、呼吸困難 ● 穿刺側の呼吸音減弱～消失、穿刺部位からの出血 ● 感染徴候：出血、発赤、腫脹、滲出液、熱感、疼痛	
CVP測定値	5cmH$_2$O以下	● 原因：循環血流量不足、ショック、脱水、血管拡張薬・降圧薬の投与など ● 対応策：輸液または輸血、強心薬、昇圧薬など
	5～10cmH$_2$O	基準値
	10cmH$_2$O以上	● 原因：循環血流量過多、過剰輸液・輸血、心不全、昇圧薬の投与、持続的陽圧呼吸 ● 対応策：利尿薬、強心薬、間欠的陽圧呼吸など
合併症と対処	気胸	● 重症の場合、胸腔穿刺、胸腔ドレナージ
	動脈穿刺・血腫	● 圧迫止血
	刺入部の感染	● カテーテル抜去、カテーテル先端の培養提出、血液培養
気胸の徴候	● 呼吸困難、胸痛、咳嗽の出現、SpO$_2$低下、呼吸音減弱	

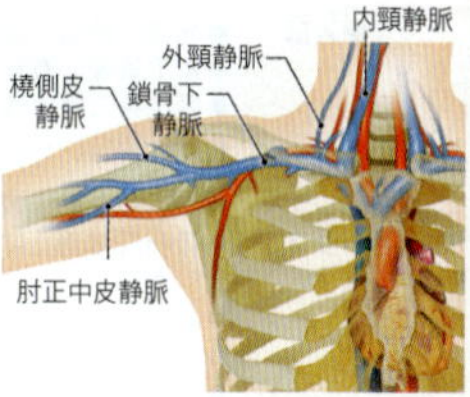

（図：内頸静脈、外頸静脈、鎖骨下静脈、橈側皮静脈、肘正中皮静脈）

ケア・処置 手術と術後管理
ドレーンの管理

術後ドレーンの種類

種類	目的・適応
心囊ドレーン	●心タンポナーデの治療 ●術後出血による心タンポナーデの予防と監視
前縦隔ドレーン	●術後出血の監視 ●出血による縦隔内臓器の圧迫の予防
胸腔ドレーン	●胸腔貯留物の排出
皮下ドレーン	●血液・滲出液の貯留の予防　●炎症の予防　●創治癒の促進

胸腔ドレーン

吸引圧	$-12 \sim -10 cmH_2O$	
観察項目	挿入部	●発赤、熱感、腫脹の有無 ●皮下気腫の有無 ●固定糸の緩みはないか ●挿入部位からの滲出液・出血はないか
	ドレナージシステム	●ドレーンと排液バッグの固定 ●吸引圧は適正に設定されているか（蒸留水がなくなっていないか） ●吸引圧設定の気泡は1秒に1個程度調節されているか ●フルクテーション（呼気・吸気時の呼吸性移動）の確認 ●バブリング（水封室の気泡）の有無の確認
排液の量と性状	排液量	100mL/時以上の出血：再開胸止血術が必要
	性状	術後の排液は「血性→淡血性→淡々血性→漿液性」と変化する
	白濁胸水	乳び胸
	膿性	逆行性感染あるいは胸腔内部染巣発症
	漿液性への変化	胸腔内出血の終結、あるいは凝血塊などによる閉塞

抜去時期

心囊ドレーン	●感染リスクがあるため、術後72時間以内の抜去が望ましい
前縦隔ドレーン	●排液量が100mL/日以下で、血性・膿性の排液がない場合
胸腔ドレーン	●排液量が4mL/kg（成人ながらば100mL/日）以下で、血性・膿性の排液がない場合
皮下ドレーン	●3～4日

ケア・処置 疼痛・不穏・せん妄の管理

ICUにおける疼痛・不穏・せん妄のアセスメントと管理*

	疼痛	不穏	せん妄
評価	各勤務帯4回以上＋随時 **評価ツール** ● 意思表示可能な患者→NRS ● 意思表示不可能な患者→BPS、CPOT **評価** ● NRS≧4　BPS＞5　CPOT≧3であれば疼痛あり	各勤務帯4回以上＋随時 **評価ツール** ● RASS ● SAS ● 脳機能モニタ（筋弛緩薬使用中） **評価** ● 不穏：RASS＋1〜＋4、SAS5〜7 ● 覚醒かつ平穏：RASS 0、SAS 4 ● 浅い鎮静：RASS−1〜−2、SAS 3 ● 過鎮静：RASS−3〜−5、SAS 1〜2	各勤務帯ごと＋随時 **評価ツール** ● CAM-ICU ● ICDSC **評価** ● せん妄あり：CAM-ICU陽性、ICDSC≧4
治療	● 30秒以内に鎮痛し再評価 ● 非薬物治療：リラクセーション療法 ● 薬物療法 　非神経障害性疼痛→オピオイド静注あるいは非オピオイド鎮痛薬 　神経障害性疼痛→ガバペンチンあるいはカルバマゼピン＋オピオイド静注 　腹部大動脈瘤術後、肋骨骨折→硬膜外麻酔	● 不穏なく命令に応じる(RASS - 2〜0、SAS 3〜4)に目標設定 ● 鎮静が浅い(RASS＞0、SAS＞4)：疼痛の評価治療を行った後、評価・治療。アルコールやベンゾジアゼピンの離脱症状がない限り、ベンゾジアゼピンの使用を避ける ● 鎮静が深い(RASS＜−2、SAS＜3)：目標スコアになるまで鎮痛薬をいったん中止し、投与前投与量の50%量から再開	● 必要であれば疼痛治療 ● 患者の環境整備 ● せん妄に対する薬物治療：アルコールやベンゾジアゼピンの離脱症状がない限り、ベンゾジアゼピンの使用を避ける。リバスチグミンの使用を避ける。QT延長リスクがある場合、抗精神病薬の使用を避ける
予防	● 頓用の鎮痛薬投与 and/or ● 非薬物療法介入 ● まず鎮痛、次に鎮静	● 禁忌がない限り、普段からSBT、早期のリハビリテーション ● 脳波モニタリングが必要なとき →痙攣リスクがある場合 ICP亢進時にburst suppression療法が適応となる場合	● 早期より患者の運動療法　ベンゾジアゼピン使用を避ける ● 睡眠導入(照明・騒音制御、ケアのバンドル、夜間の刺激減) ● 適応があるなら抗精神病薬を再開

*PADケアバンドルの要約(米国集中治療医学会、2013 PADガイドラインより)
Barr J, Fraser GL, Puntillo KA, et al. Clinical practice guidelines for the management of pain, agitation, and delirium in adult patients in the intensive care unit. *Crit Care Med* 2013; 41: 263-306.

カテーテル治療
経皮的冠動脈インターベンション(PCI)

循環器領域のカテーテル治療

動脈狭窄、閉塞による臓器虚血	冠動脈インターベンション(PCI)
不整脈治療	カテーテルアブレーション：頻脈性不整脈の治療(78頁参照)
大動脈瘤	ステントグラフト内挿術：ステントグラフトを留置し、大動脈瘤の破裂を予防
心臓弁膜症	経皮的弁置換術・弁形成術：経静脈的にカテーテルを心房へ進め、バルーンで機械的に弁口を拡張する

経皮的冠動脈インターベンション(PCI)

適応
- 冠動脈疾患に伴う狭窄性病変の拡張
- 心筋梗塞の急性期に閉塞した冠動脈の再開通

禁忌
- 左冠動脈主幹部の重大な狭窄
- 限局性狭窄のないびまん性狭窄
- 完全冠動脈閉塞
- 凝固障害、凝固亢進状態
- PCI手技や術後に安静にできない患者

PCIの方法

経皮経管冠状動脈形成術(PTCA)
- 狭窄部位にバルーンを挿入、膨らませて、狭窄部位を拡張する
- 再狭窄の発生頻度が高くPTCA単独では行われない

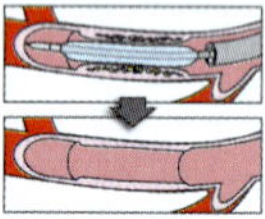

冠動脈ステント留置術
- ベアメタルステント(BMS)：ステントをかぶせたバルーンを病変部位に進めて膨らませ、狭窄部位を拡張させる
- 薬剤溶出性ステント(DES)：動脈の再狭窄を防ぐための薬剤が長期的に溶け出るステントを使用して、狭窄部位を拡張する

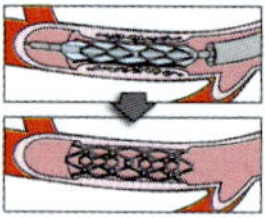

ロータブレータ
- カテーテルの先端に人工ダイヤモンドの付いた金属バーが高速回転して、アテロームを切除する

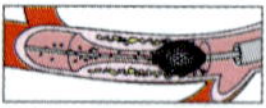

方向性冠状動脈粥腫切除術(DCA)
- 冠状動脈狭窄部にあるアテロームを、方向性を持ったカッターで削り取る

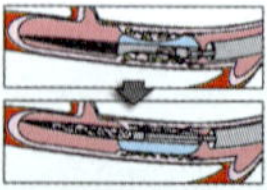

ケア処置

PCIの合併症

急性冠状動脈閉塞	PCI後6時間以内に発症。冠動脈拡張部位の再狭窄、治療部近位の冠動脈の閉塞や冠動脈のスパスムによる
冠状動脈裂孔・破裂、タンポナーデ	PCIデバイスによる
ステント血栓症	カテーテルやガイドワイヤの操作に伴い、大動脈壁についているプラークが剥離することによる
出血	
急性心筋梗塞、重症不整脈	
造影剤による腎症	約100mL/時で計1000〜1500mL程度の補液で造影剤を洗い出す
PCI後しばらくしてからの迷走神経反射(VVR)	徐脈、血圧低下(36頁参照)

PCI後の観察とケア

	観察項目	予防とケア
出血、血腫の有無	●穿刺側の確認と出血の有無 ●検査後の穿刺部圧迫中の安静の保持と止血の状態	出血の予防: ●止血時間、安静時間、圧迫固定の確認 ●適切な用具を用いた安静の保持 ●出血時、緊急的に用手圧迫、医師への報告 ●血腫の大きさのマーキング
末梢動脈状態	●穿刺側や各末梢動脈の拍動の有無と程度、拍動の左右差・強弱の有無(用手、ドップラー検査)	●急変に備えて、心電計、AEDや除細動、酸素吸入・吸引、バッグバルブマスク、救急カートの準備 ●ショック時は、ショック体位(水平仰臥位で下肢のみ20〜30度挙上)にし、気道を確保
ショック症状	●血圧低下、頻脈、努力呼吸、冷汗、末梢循環不全(チアノーゼ、冷感)、顔面蒼白の有無 ●意識レベル、瞳孔の状態、痙攣・麻痺の有無、精神症状	

治療法の比較

	利点	欠点
薬物治療	●非侵襲性	●症状、QOLの改善が劣る
PCI	●確実に症状軽快 ●(低侵襲性) ●再PCIが比較的容易 ●短時間で可	●不適当な病変あり ●再狭窄あり ●合併症を伴う ●多枝病変に伴う完全血行再建がしばしば困難
CABG	●開存率が高い ●完全血行再建術が可能	●高侵襲性 ●死亡率が高い ●再CABGは容易ではない

木村一雄、海老名俊明、冠動脈疾患の手術適応と至適時期、新・心臓病診療プラクティス 心疾患の手術適応と至適時期、赤坂隆史、吉川純一編、文光堂、2004：6-13、より引用

ケア・処置 冠動脈バイパス術

冠動脈バイパス術の適応・方法・合併症

適応	● PCIが困難か高リスク ● 左主幹病変、3枝病変 ● 心室中隔穿孔、心破裂、僧帽弁閉鎖不全、心室瘤など梗塞後合併症
方法	● 狭窄あるいは閉塞している冠動脈の末梢へ血流を確保するために、大動脈あるいは内胸動脈と冠動脈の間にバイパスグラフトを設置する ● グラフトは、有茎動脈グラフト、遊離動脈グラフト、静脈グラフトなどがある ● 有茎動脈グラフト:中枢側は離断せず末梢側の冠動脈吻合端のみ切断する。左内胸動脈(LITA)、右内胸動脈(RITA)、右胃大網動脈(RGEA)が用いられる ● 遊離動脈グラフト:グラフトの中枢および末梢側を離断して使用する。橈骨動脈(RA)、尺骨動脈(UA)、下腹壁動脈(IEA)が用いられる ● 長期開存性にすぐれている動脈グラフト(左右内胸動脈)が選択されることが多い
OPCAB	● 現在、人工心肺を使用しない心拍動下冠状動脈バイパス術(OPCAB)が主流となっている ● OPCABは、術後合併症(特に脳梗塞、腎不全)の低下、輸血率の低下、入院期間の短縮に伴う経済性などの利点がある
合併症	● 心タンポナーデ ● 術後心筋梗塞 ● 不整脈 ● 脳梗塞
術後ケア	● 69頁参照

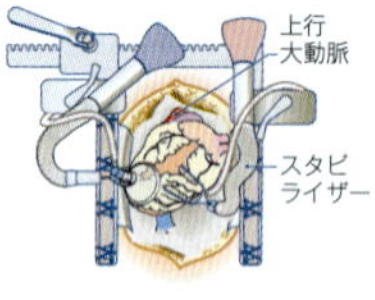

スタビライザーで心臓を安定させ、バイパス術を行う

術式

● 冠動脈バイパス術に用いられる血管

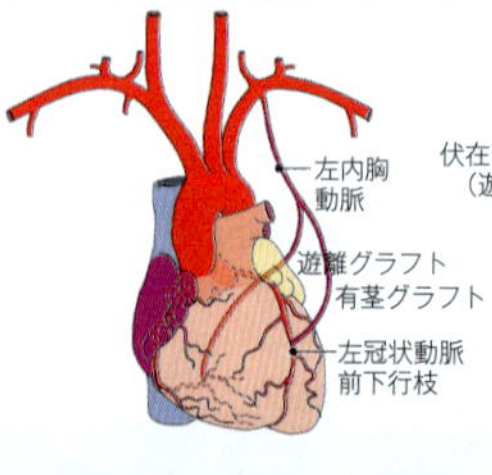

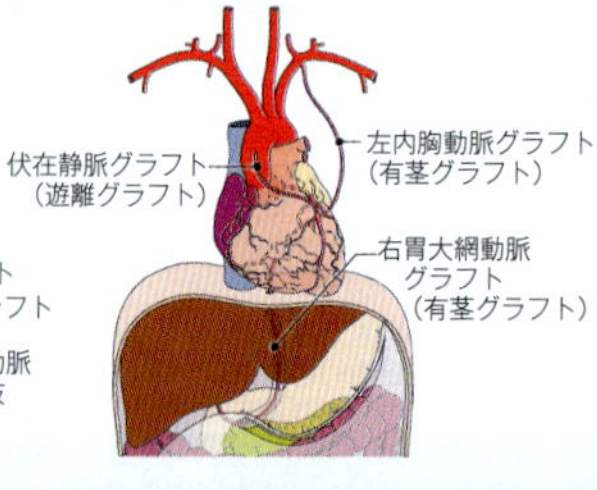

- 左内胸動脈
- 遊離グラフト有茎グラフト
- 左冠状動脈前下枝
- 伏在静脈グラフト(遊離グラフト)
- 左内胸動脈グラフト(有茎グラフト)
- 右胃大網動脈グラフト(有茎グラフト)

ケア・処置 不整脈治療
ペースメーカ/植え込み型除細動器/カテーテルアブレーション

心臓ペースメーカと植え込み型除細動器(ICD)

	心臓ペースメーカ	植え込み型除細動器
適応	洞不全症候群、房室ブロックなどの徐脈	心室頻拍、心室細動などの頻脈
機能	徐脈が起こると、センサが感知し、電気刺激を発生して、心筋に刺激を与え、心収縮を発生させる	重篤な不整脈が起こると、センサが感知し、電気刺激を発生して、電気ショックを含めた抗不整脈治療を自動的に行う
種類	ペーシングモード参照	VVI型:心室のみにリードが挿入される DDD型:心房と心室の両方にリードが挿入される

ペーシングモード

第1文字		第2文字		第3文字	
刺激(ペーシング)部位		感知(センシング)部位		反応様式	
A	心房	A	心房	I	抑制型*
V	心室	V	心室	T	同期型**
D	心房と心室	D	心房と心室	D	両機能
		O	機能なし	O	機能なし

*自己心拍がある時は刺激が抑制される
**センシングにより自己心拍を感知し刺激を出す
● 表現の仕方:AAI;心房抑制型心房ペーシング、VVI;心室抑制型心室ペーシング

ペーシング機能不全

分類	状態	原因
ペーシング不全	● ペーシングスパイクが見られるにもかかわらず、心房や心室の興奮が認められない状態	● 心筋のペーシング閾値の上昇 ● リードの心筋への接触不良 ● 電池の寿命による出力の低下 ● リードの破損 ● リードの先端部の移動 など
センシング不全	● 心筋の興奮をセンスできていない"アンダーセンシング" ● 心筋興奮以外に何らかの電気活動を心筋の興奮と認識する"オーバーセンシング"	● センシング閾値の設定が高すぎる設定不良 ● 筋電位や生体外からの電気刺激 ● リードの破損 など

ペーシングスパイク

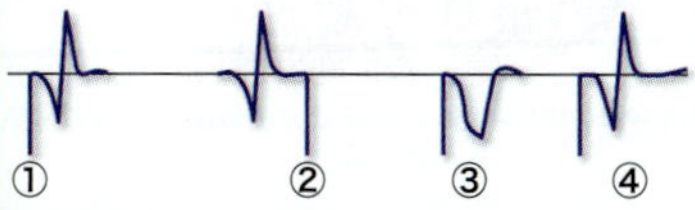

①ペーシングスパイクの後に心室派が出る(正常な作動)
②自己心拍の後にペーシングスパイクが出る(アンダーセンシング)
③QRSの形が一定しない
④スパイクはあるが心室波が出ない

不整脈治療
ペースメーカ／植え込み型徐細動器／カテーテルアブレーション

ペースメーカ・ICD植え込みによる合併症

気胸・血胸	●植え込み中の静脈穿刺時に合併する可能性がある ●処置中の呼吸状態の変化(および自覚症状)に注意し、必要時には胸腔ドレーンを挿入する ●当日だけでなく翌日以降に症状が出現することもあることに注意する
心穿孔・心タンポナーデ	●リードが心臓を突き破ってしまうことで生じる ●処置中は患者の全身状態の観察やモニタの観察を十分に行う ●急激な状態悪化をきたすため、迅速な対応ができるよう準備を行う
リード穿孔、リード脱落	●リードを心臓へ挿入する際、穿孔やずれなどにより血圧低下やペーシング不全などを合併する可能性がある
創部感染・出血	●抗凝固療法を行っている患者が多いため、術後の出血については、継続的な観察が必要である
ペースメーカ症候群	●倦怠感、息切れ、胸部不快感、頸部の拍動などの症状が起こることがある

カテーテルアブレーション

適応	頻脈性不整脈(房室結節リエントリー頻拍、WPW症候群、心房細動が対象となることが多い)	●頻脈発作による症状(動悸、めまい、失神など)が重篤 ●抗不整脈薬治療が無効 ●抗不整脈薬の催奇形性から使用できない妊娠を考えている若年女性
方法	房室結節リエントリー頻拍(AVNRT)	●異常伝導路の焼灼
	WPW症候群	●副伝導路の焼灼
	心房細動	●肺静脈と心房の電気的隔離
合併症	●シース刺入部の血腫 ●心タンポナーデ・心穿孔 ●房室ブロック ●血栓塞栓症(脳梗塞など)	

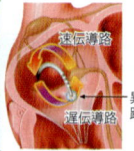

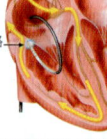

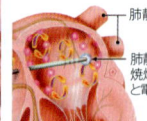

房室結節リエントリー頻拍(AVNRT)の異常伝導路の焼灼

WPW症候群の副伝導路の焼灼

心房細動の肺静脈と心房の電気的隔離

ケア・処置 人工弁置換術・弁形成術

人工弁置換術・弁形成術の適応・術式・合併症

適応・方法		●弁膜症：大動脈弁、僧帽弁、三尖弁、肺動脈弁の狭窄あるいは閉鎖不全 ●大多数は大動脈弁と僧帽弁 ●弁の変化や状態により、人工弁置換術あるいは弁形成術 ●弁には機械弁と生体弁があるが、機械弁が主流 ●高齢者では弁の劣化の進行が緩徐ともいわれ、抗凝固療法の弊害が考えられることから、生体弁が選択されることが多い
術式	大動脈弁狭窄症	●多くの場合、弁置換 ●弁口面積／体表面積比が0.8以上となる弁を選択し置換 ●0.8以下では弁輪拡大術もある ●先天性の二尖弁による大動脈弁狭窄症では、上行大動脈が拡大（45mm以上）している場合は上行大動脈置換を同時に行う
	大動脈弁閉鎖不全症	●多くの場合、弁置換 ●大動脈弁の性状が保たれている場合、大動脈弁交連部を人工血管内に再縫着し、自己弁を温存する方法が選択されこともある ●マルファン症候群などで弁輪が拡大し、上行大動脈まで変化が及ぶ場合は冠動脈移植を含む大動脈基部再建術（ベントール手術）が行われる
	僧帽弁狭窄症	●多くの場合、弁置換
	僧帽弁閉鎖不全症	●ePTFE糸を乳頭筋に縫着して人工腱索を作成し、弁自体を部分的に切除・形成して、僧帽弁の逆流を消失させる、人工弁輪を用いる
合併症		●血栓塞栓症 ●心タンポナーデ ●不整脈 ●人工弁機能不全

人工弁の種類と特徴

	機械弁	生体弁
素材と構造	●人工の材料を用いた弁 ●パイロライティックカーボンという黒鉛を材料にしたセラミックで、半月状の2枚の弁葉が開閉する構造をしている二葉弁が現在主流	●ウシの心膜やブタの弁を使った異種生体弁 ●死体から提供された同種生体弁 ●自分自身の肺動脈弁を大動脈弁に使うような自己生体弁
耐久性	●半永久的	●10〜20年
抗血栓性	●血栓や脳血栓症を予防するため抗凝固薬の内服が必要	●血栓の心配はほとんどない
短所	●出血傾向が高まる ●胎児への影響がある	●10〜15年後に再手術（再弁置換術）が必要となる可能性がある ●特に小児や若い患者では劣化が著しい

79

ケア・処置 人工血管置換術／ステントグラフト内挿術

適応・術式

適応	人工血管置換術	●大動脈解離 ●大動脈瘤（胸部大動脈瘤6cm以上、腹部大動脈瘤4～5cm以上）
	ステントグラフト内挿術	●ステントグラフトを運搬するための大腿動脈～腸骨動脈の太さが十分であること ●瘤の上下両端の約2cm長の大動脈が正常であること ●瘤の上下に臓器（脳、腹部臓器）への血管が接近していないこと ●瘤が感染していないこと
方法		●人工血管置換術：解離した動脈部位、瘤のある動脈部位を切除して、人工血管に置換する ●ステントグラフト内挿術：経カテーテル的にステントグラフトを大動脈瘤部位まで挿入し、瘤部位でグラフト展開することにより大動脈瘤を隔離する
大動脈瘤手術時の臓器保護		●大動脈の血流を遮断するため、臓器の虚血障害を防ぐ補助手段
	超低体温循環停止法	●全身を低体温にして代謝を抑制し、臓器保護と血流遮断時間の延長を図る ●全身冷却し、深部体温で目標温度を測定する（20℃：低体温、16～18℃：超低体温）
	脳保護法	●脳に持続的に血液を灌流させ脳虚血時間の延長を行う ●選択的脳灌流法（SCP）：腕頭動脈や左総頸動脈へ順行性に送血する ●逆行性脳灌流法（RCP）：上大静脈から脳へ向けて送血する
	腹部臓器保護法	●腹部主要分枝再建を伴う場合に用いられる ●新たなカニューレを腹部分枝に挿入し各臓器の虚血を予防する
合併症		●脳合併症（脳梗塞）　●肺合併症　●心不全　●腎虚血、腎不全　●出血　●腸管虚血、下肢虚血など

人工血管の種類と特徴

材質	種類	特徴	適応
ダクロン（ポリエステル）	ニット（メリヤス編み）	●伸展性があり有孔度が高く器質化が早い ●プレクロッティングが必要	大動脈、太い動脈 現在使用している（大口径）人工血管はコラーゲンや人工材料でコーティングされ、もれにくくしてある
	ウーブン（平織り）	●有孔度*が低いので血液の漏出が少ない ●プレクロッティング**は不要	
	ベロア（メリヤス編み改良型）	●片面か両面をパイルで毛羽立たせフィブリンの固着をよくして血液の漏出を防ぎ、細胞の付着がよい ●有孔度が高いので器質化が早い	
ePTFE	微多孔質	●疎水性材料で延伸性がある ●編組構造がなく内膜、中膜、外膜の機能をもつため漏血がない ●抗血栓性の内面をもち組織親和性が高い	細い動脈、乳幼児のシャント術、透析の内シャント、静脈など

*有孔度：人工血管壁を血液や血漿が透過し壁外に漏出する程度のこと
**プレクロッティング：患者から採血した直後の血液を使い人工血管の内面を濡らしておくこと

ケア・処置 抗血栓療法

抗血栓療法薬

分類		作用
抗血小板薬	COX-1阻害薬	酵素COX-1を阻害することによりTXA$_2$などによる血小板凝集を抑制する
	プロスタグランジン製剤	血小板粘着を抑制するとともに、凝集誘発物質による血小板凝集を防ぐ
	5-HT$_2$拮抗薬	5-HT$_2$受容体を阻害することにより、セロトニンに依存する血小板凝集を抑制する
	チエノピリジン誘導体	血小板ADP受容体を阻害することにより、ADPに依存する血小板凝集を抑制する
	PDE阻害薬	c-AMPの分解酵素であるホスホジエステラーゼ(PDE)を阻害することによってc-AMP量を増す
抗凝固薬	ビタミンK依存性凝固因子合成阻害薬	ビタミンKを抑制し、トロンビン産生を阻害する
	ヘパリン	アンチトロンビンⅢの抗トロンビン作用を強め、凝固を防ぐ
	直接トロンビン阻害薬	トロンビン活性を阻害し、凝固を防ぐ
	FXa阻害薬	第Xa因子を抑制し、プロトロンビンからのトロンビン産生を阻害する

● 抗血小板薬、抗凝固薬は、93頁参照

合併症と対応

出血
- 出血に対する一般の救急処置
- 重症度に応じてワルファリン減量・中止(重症度が中等度か重度)と必要に応じたビタミンK投与
- ヘパリン投与中の出血性合併症の重症度に応じてヘパリン減量・中止、および硫酸プロタミンによる中和
- 早急にワルファリンの効果を是正する必要がある場合、新鮮凍結血漿や乾燥ヒト血液凝固第Ⅸ因子複合体製剤の投与

手術時の休薬期間の目安

抗血小板薬	アスピリン(バイアスピリン、バファリン)	7~10日
	ベラプロスト(ドルナー、プロサイリン)	1~2日
	サルポグレラート(アンプラーグ)	1日
	チクロピジン(パナルジン)	10~14日
	クロピドグレル(プラビックス)	14日
	シロスタゾール(プレタール)	2~4日
	ジピリダモール(ペルサンチン)	2日
抗凝固薬	ワルファリン(ワーファリン)	4~5日
	ダビガトラン(プラザキサ)	24時間以上
	リバーロキサバン(イグザレルト)	24時間以上

ケア・処置 感染対策
手術部位感染

術後感染の分類

手術部位感染 (SSI)	切開部表層の感染
	切開部深層の感染
	臓器/体腔の感染
手術部位以外の感染	呼吸器感染
	尿路感染
	カテーテル感染
	薬剤関連性腸炎など
院内感染	肺炎、MRSA感染、HBV感染など

皮膚 / 切開部表層SSI
皮下組織
軟部組織 / 切開部深層SSI
筋膜と筋
臓器/体腔 / 臓器/体腔SSI

手術創の清浄度分類

クラスI/清潔	●感染や炎症がなく無菌操作の破綻がない ●乳房、甲状腺、関節、脳外科の手術など
クラスII/準清潔	●消化器、呼吸器、泌尿生殖器の切開は行うが、管理された条件下で行い異常な汚染がない ●胃、胆道系、大腸、子宮、腟、膀胱などの手術
クラスIII/汚染	●開放性の、新しい、事故などによる偶発的な創傷 ●消化器内容物の多量の漏出 ●無菌操作の大きな破綻 ●感染の存在する泌尿生殖器や胆道の切開など
クラスIV/不潔・感染	●壊死組織が残る古い外傷 ●感染状態または臓器穿孔のある手術創 ●術後感染を起こしている病原菌が手術前から術野に存在する場合

手術部位感染の危険因子

●患者の危険因子

年齢	●高齢者 ●乳幼児
肥満/栄養不良	●栄養状態の改善はSSIの防止手段だけでなく、術後合併症の減少効果がある
糖尿病	●手術後48時間以内の血糖値が200mg/dL以上ではSSI発症の危険性が増大する ●HbA1cを術前に7％以下に低下させておく
喫煙	●喫煙はSSIの重要な危険因子である。手術の30日前には禁煙するようにする
3日間以上の人工呼吸	
手術時に、別の部位に感染症がある	
免疫機能の低下	
ステロイド薬の使用	
手術前入院期間	●術前の入院期間が5日間以上

ケア・処置

● 手術の危険因子

カミソリによる剃毛	● 剃毛は行わない ● 除毛の必要がある場合には術直前に医療用電気クリッパー（バリカン）で除毛する
不適切な抗菌薬の予防投与	● 予防的抗菌薬投与（AMP）は、手術中に汚染された手術部位を無菌にするためでなく、患者の微生物に対する防御機構が対応できるレベルまで微生物数を減らすために投与するものであり、厳密に投与時間などを規定する必要がある ● AMPは原則的に無菌手術（創分類I）ではあえて投与する必要はない ● たとえ無菌手術であっても、もし感染が起きた場合に生命の危機に影響を及ぼすような手術（例：心血管系手術、心臓ペースメーカ移植術、人工血管留置などの血管手術、下肢の血管再建術、脳神経外科手術など）では使用する ● 選択する抗菌薬は、手術中に汚染が予想される微生物に最も有効なスペクトルを有する薬剤を選択する ● 創分類IIIおよびIVに分類された手術では当初より治療的投与が必要となり、予防的抗菌薬投与の適用とはならない
皮膚に対する不適切な処置	● アルコールおよび活性成分（クロルヘキシジンやポビドンヨードなど）のある製剤で手術前の皮膚消毒を行う ● 消毒薬は完全に乾かす ● 消毒薬が体表面に残存しないようにする
手術室の換気不良	
手術手技	● 止血不良 ● 組織の損傷 ● 死腔の残存 ● 縫合糸、炭化組織、壊死片の残留
術中の低体温	● 体温は36℃以上に保つようにする
手術室への人の出入りが多い	● 人的交通整理 ● 手術室スタッフの人数や移動の制限
ドレーン	● ドレーンは手術切開創とは別に作成し、できるだけ早期に抜去する ● 基本的に、閉鎖式吸引ドレナージを使用する ● 膝または股関節の全置換術でのドレナージの有益性は証明されていない
不適切な器具滅菌	
手術時間	
再手術	

SSIバンドル（IHI・米国医療の質改善協会による）

1	抗菌薬の適切な使用
2	適切な除毛
3	術後高血糖抑制の維持
4	適切な体温管理

ケア・処置 感染対策
標準予防策

標準予防策

対象	対象者に感染症があってもなくてもすべての人に対して標準的に行う感染予防対策
感染の可能性がある対象物	①血液 ②汗を除く体液、分泌物、排泄物 ③粘膜 ④損傷した皮膚

標準予防策の実際

項目		内容
手指衛生		●血液・体液・排泄物など、またはそれらに汚染された物に接触した後は、手袋の着用の有無にかかわらず、手指衛生を実施する ●手袋を外した後、他の患者と接触する間にただちに手指衛生を実施する ●日常的手洗い：石けんと流水を用いて10〜15秒間洗う ●衛生学的手洗い：石けんと流水を用いて30秒以上、または速乾式手指消毒薬を用いる ●手術時手洗い：抗菌石けんと流水で2〜6分間手と前腕を洗い、さらに速乾式手指消毒薬を用いる
防護用具	手袋	●血液・体液・排泄物など、またはそれらに汚染された物に接触する場合に着用 ●未滅菌の清潔な手袋 ●患者ごとに手袋を交換。同じ患者でも処置の合間に手袋を交換 ●使用後はただちに外して感染性廃棄物として処理した後、手指衛生を実施
	マスク・ゴーグル	●血液・体液・排泄物等の飛沫が発生し、口腔・鼻腔粘膜・眼への曝露が予想される場合に着用 ●使用後はただちに外して手指衛生を実施
	エプロン・ガウン	●衣服や肌が血液・体液・排泄物等に接触することが予想される場合に着用 ●使用後は周囲が汚染されないようにただちに脱いで手指衛生を実施
環境管理		●患者や医療者が触れる環境表面は適切な方法で清掃 ●血液・体液・排泄物等が付着した廃棄物は感染性廃棄物として処理 ●血液・体液・排泄物等で汚染されたリネンは、皮膚への曝露、衣服・他の患者・環境への汚染を防ぐ方法で運搬、処理

ケア・処置

針、メスなどの鋭利な器具	● 使用済みの針はリキャップしない ● 使用済みの注射器、注射針、メス、その他の鋭利物は感染性廃棄物として、専用の廃棄容器に廃棄
救急蘇生	● 救急蘇生における処置介助では、血液などの飛散や患者の分泌物に接するリスクが高いため、適切な防護用具を積極的に使用 ● 容態急変の可能性のある患者のベッドサイドにはマウスピース、蘇生バッグなどを準備
咳エチケット	● 呼吸器症状のある人がくしゃみや咳をするときは、ティッシュペーパー・タオル・ハンカチなどで口・鼻を覆うよう指導 ● 汚れたペーパー類はゴミ箱に廃棄 ● 呼吸性分泌物で手が汚れた後は手指衛生を実施 ● 症状のある人はできるだけサージカルマスクを着用するよう指導。もしくは、他患者と1m以上の間隔を開ける

感染経路別対策

感染経路	目的	原則的な予防対策(標準予防策に加えて)
接触感染	患者や患者環境に直接または間接的に接触することにより拡散する病原体伝播を防ぐ	● 患者配置:個室隔離。個室が準備できない場合は同一疾患患者の集団隔離。また、患者同士が空間的に離れるようにする(1m以上) ● 手指衛生:手袋の使用、消毒薬による手指消毒 ● エプロン・ガウンの着用 ● 聴診器、血圧計などの患者使用器具の共用禁止や消毒
飛沫感染	患者が咳やくしゃみなどで放出した微生物を含む5μm以上の飛沫が、他の人の口腔・鼻腔粘膜に付着して感染が伝播することを防ぐ	● 患者配置:個室隔離。個室が準備できない場合は同一疾患患者の集団隔離。集団隔離ができず多数室の場合、パーティションで仕切るか、ベッド間隔を2m以上離す ● サージカルマスク(外科用マスク)の使用:できるだけ患者も着用
空気感染	微生物を含む5μm以下の飛沫核が、長時間空中を浮遊し空気の流れによって拡散し、それを吸入することによって感染することを防ぐ	● 患者の配置:陰圧の個室など空調管理。空調管理ができない場合は、患者にサージカルマスクを装着させて個室管理し、部屋の扉は必ず閉める。 ● 濾過マスク(N95マスク)の使用:医療従事者、面会者が着用

ケア・処置 虚血性心疾患の予防
虚血性心疾患の危険因子とその予防

虚血性心疾患の危険因子

1. 加齢:男性45歳以上、女性55歳以上
2. 冠動脈疾患の家族歴
3. 喫煙習慣
4. 高血圧:140/90mmHg以上
5. 肥満:BMI 25以上かつウエスト周囲径が男性85cm以上、女性90cm以上
6. 耐糖能異常
7. 高コレステロール血症:総コレステロール220mg/dL以上あるいはLDLコレステロール140mg/dL以上
8. 高トリグリセライド血症:150mg/dL以上
9. 低HDLコレステロール血症:40mg/dL未満
10. メタボリック・シンドローム
11. 精神的・身体的ストレス

生活習慣の管理

1. 喫煙	完全な禁煙。受動喫煙の回避
2. 運動	週3〜4回、1日30分以上
3. 栄養	糖質エネルギー比50%以上 脂肪エネルギー比20〜25% 食物繊維を十分に 食塩摂取10g/日未満(高血圧合併時には6g/日未満に)
4. 体重	BMI 25未満
5. 精神保健	作業量を工夫、長時間労働を避ける 休日、休息をきちんととる タイプA行動をコントロールする(97頁参照)

メタボリック・シンドローム

内臓脂肪蓄積

ウエスト周囲径→ 男性 85cm以上　女性 90cm以上
(内臓脂肪面積100cm2以上に相当)

+以下のうち2項目以上

リポ蛋白異常	血圧高値	高血糖
高トリグリセリド血症 150mg/dL以上 低HDLコレステロール血症 40mg/dL未満 のいずれか、または両方	収縮期血圧 130mmHg以上 拡張期血圧 85mmHg以上 のいずれか、または両方	空腹時高血糖 110mg/dL以上

ケア・処置 高血圧・脂質異常症の予防

高血圧患者の生活習慣修正項目

●生活習慣の複合的な修正はより効果的

1. 減塩	6g/日未満
2. 食塩以外の栄養素	野菜・果物の積極的摂取* コレステロールや飽和脂肪酸の摂取を控える 魚(魚油)の積極的摂取
3. 減量	BMI 25未満
4. 運動	心血管病のない高血圧患者が対象で、中等度の強度の有酸素運動を中心に定期的に(毎日30分以上を目標に)行う
5. 節酒	エタノールで男性は20~30mL/日以下、女性は10~20mL/日以下
6. 禁煙	禁煙指導、禁煙外来

*重篤な腎障害を伴う患者では野菜・果物の積極的摂取は推奨しない。肥満者や糖尿病などのカロリー制限が必要な患者では糖分の多い果物の過剰な摂取は推奨しない

日本高血圧学会. 高血圧治療ガイドライン2009

降圧目標

	診察室血圧	家庭血圧
若年者・中年者	130/85mmHg未満	125/80mmHg未満
高齢者	140/90mmHg未満	135/85mmHg未満
糖尿病患者 慢性腎臓病 心筋梗塞患者	130/80mmHg未満	125/75mmHg未満
脳血管障害患者	140/90mmHg未満	135/85mmHg未満

日本高血圧学会. 高血圧治療ガイドライン2009

脂質管理目標

治療方針の原則	管理区分	脂質管理目標値			
		LDLコレステロール	HDLコレステロール	トリグリセライド	non HDL-C
一次予防 まず生活習慣の改善を行った後、薬物治療の適応を考慮する	カテゴリーⅠ	160mg/dL未満	40mg/dL以上	150mg/dL未満	190mg/dL未満
	カテゴリーⅡ	140mg/dL未満			170mg/dL未満
	カテゴリーⅢ	120mg/dL未満			150mg/dL未満
二次予防 生活習慣の改善とともに薬物治療を考慮する	糖尿病、慢性腎臓病、非心源性脳梗塞、閉塞性動脈硬化症の既往 冠動脈疾患の既往	100mg/dL未満			130mg/dL未満

日本動脈硬化学会. 動脈硬化性疾患予防ガイドライン2012

ケア・処置 虚血性心疾患の予防
禁煙指導

タバコ依存症スクリーニングテスト

	設問内容	はい 1点	いいえ 0点
問1	自分が吸うつもりよりも、ずっと多くたばこを吸ってしまうことがありましたか		
問2	禁煙や本数を減らそうと試みて、できなかったことがありましたか		
問3	禁煙したり本数を減らそうとしたときに、たばこがほしくてほしくてたまらなくなることがありましたか		
問4	禁煙したり本数を減らそうとしたときに、次のどれかがありましたか(イライラ、神経質、落ちつかない、集中しにくい、ゆううつ、頭痛、眠気、胃のむかつき、脈が遅い、手のふるえ、食欲または体重増加)		
問5	上の症状を消すために、またたばこを吸い始めることがありましたか		
問6	重い病気にかかって、たばこはよくないとわかっているのに吸うことがありましたか		
問7	たばこのために健康問題が起きていることがわかっていても、吸うことがありましたか		
問8	たばこのために精神的問題が起きているとわかっていても、吸うことがありましたか		
問9	自分はたばこに依存していると感じることがありましたか		
問10	たばこが吸えないような仕事やつきあいを避けることが何度かありましたか		
		合計	

判定方法：10点満点のうち5点以上の場合、ICD-10診断によるたばこ依存症である可能性が高い(約80%)。得点が高い者ほど禁煙成功の確率が低い傾向にある

喫煙指数

ブリンクマン指数＝1日の喫煙本数×喫煙年数
● 評価

400以上	肺癌、虚血性心疾患、脳卒中の罹患率が高まる
600以上	肺癌の高危険群
1200以上	喉頭癌の高危険群

禁煙の5Aアプローチ

ステップ1	Ask	喫煙について尋ねる
ステップ2	Advise	すべての喫煙者にやめるようにはっきりと、強く、個別的に忠告する
ステップ3	Assess	禁煙への関心度を評価する
ステップ4	Assist	患者の禁煙を支援する
ステップ5	Arrange	フォローアップする

ケア・処置

喫煙ステージの分類

「今後6か月以内に禁煙を考えていない」(precontemplation) → 前熟考期 〈 禁煙に関心がない → 無関心期
禁煙に関心がある → 関心期(狭義) 〉 関心期(広義)

「今後6か月以内に禁煙を考えている」(contemplation) → 熟考期

「今後1か月以内に禁煙を考えている」(preparation) → 準備期

禁煙支援の方式

短時間支援 (ABR方式)	Ask：喫煙状況の把握 Brief advice：短時間の禁煙アドバイス ①禁煙の重要性を高めるアドバイス ②禁煙のための解決策の提案 Refer：医療機関等の紹介☆準備期のみ
標準的支援 (ABC方式)	Ask、Briefは上記と同様 Cessation support：禁煙実行・継続の支援 (1)初回の個別面接☆準備期のみ ①禁煙開始日の設定 ②禁煙実行のための問題解決カウンセリング ③禁煙治療のための医療機関等の紹介 (2)電話によるフォローアップ☆禁煙開始日設定者のみ ①喫煙状況とその後の経過の確認 ※禁煙に対する賞賛と励まし ②禁煙継続のための問題解決カウンセリング

厚生労働省 健康局 がん対策・健康増進課. 禁煙支援マニュアル(第二版). 2013. より引用・改変

禁煙補助薬の種類と特徴

	ニコチンパッチ	ニコチンガム	バレニクリン (チャンピックス)
剤形	貼付薬	ガム	内服薬
ニコチン含有	あり	あり	なし
効果	禁煙後の離脱症状を抑える		喫煙による満足感や禁煙後の離脱症状を抑える
特徴	●使用が簡単 ●突然の欲求に対処できない ●皮膚がかぶれることもある	●短時間で効果が出る ●間違ったかみ方をすると胃の不快感が出やすい ●歯の状態によっては使いにくい	●使用が簡単 ●内服開始と同時に禁煙しなくてもよい
医師の処方	高容量は必要	不要	必要

ケア処置 虚血性心疾患の予防
運動療法

運動療法の禁忌

絶対的禁忌	相対的禁忌または十分な注意が必要
●明らかなうっ血性心不全（NYHA心機能分類Ⅳ） ●急性心筋梗塞の発作日 ●不安定狭心症 ●急性大動脈解離（解離性大動脈瘤） ●心室頻拍またはコントロールされていない重篤な不整脈 ●高度の大動脈弁狭窄症 ●最近の塞栓症 ●活動期または最近の静脈血栓症 ●急性感染性疾患 ●拡張期高血圧115mmHg以上 ●患者の同意がないとき	●コントロールされていない、または著しい上室性不整脈 ●連続性または頻発する心室期外収縮 ●治療されていない高血圧 ●心室瘤 ●中等度の大動脈弁狭窄症 ●コントロールされていない糖尿病、甲状腺機能亢進症、粘液水腫、腎不全 ●心拡大 ●完全房室ブロック、完全左脚ブロック、WPW症候群など ●固定レート型ペースメーカ ●一応コントロールされた重篤な不整脈 ●コントロールされていない重症高血圧 ●重症貧血

運動療法の処方

FITTの設定	F：frequency（頻度） I：intensity（強度） T：time（持続時間） T：type（種類）
運動療法の要素	ウォームアップ、主運動（持久力、筋力トレーニング）、クールダウン
F：運動の頻度	週3～5回
I：運動の強度	●疲労せずに長く続けられる運動レベル、効果的な有酸素運動ができるレベル ●最大酸素摂取量の40～60％、最大心拍数の40～60％に相当する強度
T：運動の継続時間	●1回20～60分間、最低でも10分間、一般的には20～30分間継続 ●軽い運動のときは長く、きついと感じるときは短くする
T：運動の種類	●エルゴメータやトレッドミル、歩行、水中ウォーキングなど持久的で大きな筋群を使う、有酸素運動 ●個人で強度を調節できるもの ●局所的で軽度な筋力トレーニング、レジスタンストレーニングも骨格筋や運動時末梢循環等に有効

身体活動量

メッツ	生活活動と運動の量の強度 1METs（メッツ）：座って安静にしている状態 例：3METs（メッツ）＝通常歩行
メッツ・時	身体活動の量 身体活動の強度（METs）×身体活動の実施時間（時）＝メッツ・時 例：3METS（メッツ）の通常歩行を1時間行う：3METs×1時間＝3メッツ・時
身体活動量の基準	18～64歳の運動：●強度が3メッツ以上の運動を4メッツ・時/週 ●具体例：息が弾み汗をかく程度の運動を毎週60分 65歳以上の身体活動（生活活動・運動）：●強度を問わず、身体活動を10メッツ・時/週 ●具体例：どんな動きでもよいので、身体活動を毎日40分

健康づくりのための身体活動基準2013より

ケア・処置 循環器科で使う薬

降圧薬

分類		一般名	主な商品名	副作用
降圧利尿薬	サイアサイド系利尿薬	ヒドロクロロチアジド	ニュートライド	電解質異常、高尿酸血症、耐糖能低下、脂質代謝障害、勃起不全、脱水
		トリクロルメチアジド	フルイトラン	
	サイアサイド系類似利尿薬	インダパミド	ナトリックス	
	ループ利尿薬	フロセミド	ラシックス	サイアサイド系と同じ
	カリウム保持性利尿薬	スピロノラクトン	アルダクトンA	勃起不全、女性化乳房、月経痛、高カリウム血症
		エプレレノン	セララ	
カルシウム拮抗薬		ニフェジピン	アダラートL/CR	反射性頻脈、動悸、疼痛、顔面紅潮、浮腫、起立性低血圧など
		アムロジピン	アムロジン、ノルバスク	
		アムロジピン	カデュエット	
		ベラパミル	ワソラン	
		ベニジピン	コニール	
		アゼルニジピン	カルブロック	
		シルニジピン	アテレック	
		ジルチアゼム	ヘルベッサー	徐脈、心抑制
アンジオテンシンⅡ受容体拮抗薬（ARB）		ロサルタン	ニューロタン	高カリウム血症、アナフィラキシー、血管浮腫、急性肝炎、劇症肝炎、腎不全、ショック、失神
		カンデサルタン	ブロプレス	
		バルサルタン	ディオバン	
		テルミサルタン	ミカルディス	
		オルメサルタン	オルメテック	
		イルベサルタン	イルベタン	
		アジルサルタン	アジルバ	
アンジオテンシン変換酵素（ACE）阻害薬		カプトプリル	カプトリル	空咳、咽頭浮腫、高カリウム血症、発疹、発熱、顆粒球減少など
		エナラプリル	レニベース	
		デラプリル	アデカット	
		テモカプリル	エースコール	
		イミダプリル	タナトリル	
		キナプリル	コナン	
		ペリンドプリル	コバシル	
		リシノプリル	ロンゲス	
		シラザプリル	インヒベース	
β遮断薬		アテノロール	テノーミン	徐脈、心抑制、気管支喘息、脳血管障害、抑うつなど
		ビソプロロール	メインテート	
		プロプラノロール	インデラル	
		ピンドロール	カルビスケン	

91

ケア・処置 循環器科で使う薬

分類	一般名	主な商品名	副作用
β遮断薬	メトプロロール	ロプレソール、セロケン	
	カルベジロール	アーチスト	
α₁遮断薬	プラゾシン	ミニプレス	起立性低血圧、心悸亢進、頭痛
	テラゾシン	ハイトラシン	
	ブナゾシン	デタントール	
	ドキサゾシン	カルデナリン	
交感神経抑制薬	クロニジン	カタプレス	眠気、口渇、勃起不全、起立性低血圧、肝障害など
	メチルドパ	アルドメット	
レニン阻害薬	アリスキレン	ラジレス	血管浮腫、高カリウム血症、頭痛、高尿酸血症、下痢など

●合剤

種類	薬剤	商品名
ARB・利尿薬配合剤	ロサルタン+ヒドロクロロチアジド	プレミネント
	テルミサルタン+ヒドロクロロチアジド	ミコンビ
	バルサルタン+ヒドロクロロチアジド	コディオ
	カンデサルタン+ヒドロクロロチアジド	エカード
	イベサルタン+トリクロルメチアジド	イルトラ
ARB・カルシウム拮抗薬配合剤	バルサルタン+アムロジピン	エックスフォージ
	オルメサルタン+アゼルニジピン	レザルタス
	カンデサルタン+アムロジピン	ユニシア
	テルミサルタン+アムロジピン	ミカムロ
	イルベサルタン+アムロジピン	アイミクス

血栓溶解薬

分類	一般名	主な商品名	副作用・禁忌
ウロキナーゼ製剤	ウロキナーゼ	ウロキナーゼ、ウロナーゼ	出血、ショック、過敏症、嘔吐、血尿など禁忌：頭蓋内・脊髄の術後・損傷2か月以内、動脈瘤
t-PA製剤*	アルテプラーゼ	アクチバシン、グルトパ	脳出血、消化管出血、脳梗塞、ショック、心破裂など禁忌：出血、頭蓋内出血の既往、出血性素因、頭蓋内・脊髄の術後・損傷3か月以内、重篤な肝障害など
	モンテプラーゼ	クリアクター	出血、心破裂、心室細動、ショックなど禁忌：出血、頭蓋内・脊髄の術後・損傷2か月以内、動脈瘤など

*脳血管障害急性期の使用は発症後4.5時間以内、心筋梗塞急性期の使用は発症後6時間以内

ケア・処置

抗凝固薬

分類	一般名	主な商品名	副作用
ビタミンK依存性凝固因子合成阻害薬	ワルファリン	ワーファリン	出血、間質性肺炎、アナフィラキシーなど
ヘパリン	ヘパリン	ヘパリン、ノボ・ヘパリン	ショック、アナフィラキシー様症状、出血など
	ダルテパリン	フラグミン	
FXa阻害薬	フォンダパリヌクス	アリクストラ	出血、肝障害、黄疸など
	エドキサバン	リクシアナ	出血、貧血、血尿など
	リバーロキサバン	イグザレルト	出血、肝障害、黄疸など
	アピキサバン	エリキュース	出血、消化器症状
直接トロンビン阻害薬	ダビガトラン	プラザキサ	出血、間質性肺炎、アナフィラキシー、消化不良、悪心など
抗トロンビン薬	アルガトロバン	ノバスタンHI、スロンノンHI	出血性脳梗塞、脳出血、消化管出血、ショック、アナフィラキシーショックなど

抗血小板薬

分類	一般名	主な商品名	副作用
COX-1阻害薬	アスピリン	バイアスピリン、バファリン	ショック、アナフィラキシー様症状、出血、皮膚粘膜眼症候群、中毒性表皮壊死症、再生不良性貧血など
プロスタグランジン製剤	ベラプロスト	ドルナー、プロサイリン	出血傾向、ショック、失神、肝障害、間質性肺炎、心筋梗塞など
5-HT$_2$拮抗薬	サルポグレラート	アンプラーグ	脳出血、消化管出血、血小板減少症、肝障害、黄疸など
チエノピリジン誘導体	チクロピジン	パナルジン	出血、無顆粒球症、再生不良性貧血、消化性潰瘍、間質性肺炎、肝障害、中毒性表皮壊死症など
	クロピドグレル	プラビックス	
	クロピドグレル・アスピリン配合	コンプラビン	
PDE阻害薬	シロスタゾール	プレタール	うっ血性心不全、心筋梗塞、狭心症、出血、消化性潰瘍、無顆粒球症、肝障害など
	ジピリダモール	ペルサンチン	
魚油	イコサペント酸（EPA）	エパデール、ソルミラン	発疹、瘙痒感、貧血、悪心、腹痛、胸やけなど

ケア・処置 循環器科で使う薬

強心薬

分類	一般名	主な商品名	副作用
ジギタリス製剤	ジゴキシン	ジゴキシン、ジゴシン	発疹、浮腫、めまい、頭痛、頻脈、嘔吐、徐脈、アレルギー反応、中毒症状(不整脈、心房細動)など
	メチルジゴキシン	ラニラピッド	
	デスラノシド	ジギラノゲン	
カテコラミン製剤	ノルアドレナリン	ノルアドレナリン	徐脈、心悸亢進、麻痺性イレウス、末梢虚血、頻脈、不整脈、血圧低下、腹痛など
	イソプレナリン	プロタノール	
	ドパミン	イノバン	
	ドカルバミン	タナドーパ	
	ドブタミン	ドブトレックス	
	アドレナリン	ボスミン、エピペン	血圧異常、肺水腫、呼吸困難、心停止、心悸亢進、胸内苦悶、頭痛、めまい、不安、過敏症、嘔吐
サイクリックAMP剤	ブクラデシン	アクトシン	血圧低下、期外収縮、心室性頻拍、心房細動、動悸、胸痛、嘔吐など
ホスホジエステラーゼ(PDE)阻害薬	オルプリノン	コアテック	心室細動、心室頻拍、腎障害、血圧低下
	ミルリノン	ミルリーラ	
	ピモベンダン	アカルディ	心室細動、心室頻拍、肝障害

昇圧薬

分類	一般名	主な商品名	副作用
カテコラミン	ノルアドレナリン	ノルアドリナリン	心悸亢進、徐脈、胸内苦悶、血圧異常上昇、呼吸困難
	アドレナリン	アドレナリン注0.1%、ボスミン	心悸亢進、頭痛
	ドパミン	イノバン、カタボン	末梢の虚血、不整脈、頻脈
	ドブタミン	ドブトレックス	不整脈、血圧上昇、狭心痛、動悸、胸部不快、腹痛、悪心、頭痛、発疹
カテコラミン系	エチレフリン	エホチール	発疹、口渇、悪心、心悸亢進
	ミドドリン	メトリジン	悪心・嘔吐、腹痛、頭痛
	アメジニウム	リズミック	動悸、頻脈、ほてり、立ちくらみ、肝障害など

せん妄

解説 せん妄の診断・病因

せん妄の診断基準（DSM-5；2013）

A. 注意の障害（すなわち、注意の方向づけ、集中、維持、転換する能力の低下）および意識の障害（環境に対する見当識の低下）。
B. その障害は短期間のうちに出現し（通常数時間～数日）、もととなる注意および意識水準からの変化を示し、さらに1日の経過中で重症度が変動する傾向がある。
C. さらに認知の障害を伴う（例：記憶欠損、失見当識、言語、視空間認知、または知覚の障害）。
D. 基準AおよびCに示す障害は、他の既存の、確定した、または進行中の神経認知障害ではうまく説明されないし、昏睡のような覚醒水準の著しい低下という状況下で起こるものではない。
E. 病歴、身体診察、臨床検査所見から、その障害が他の医学的疾患、物質中毒または離脱（すなわち乱用薬物や医薬品によるもの）、または毒物への曝露、または複数の病因によるよりひき起こされたという証拠がある。

● ポイント

急性	数時間から数日以内で発症
変動性	日ませは時間内で変化くあり

● ポイント

過活動型	精神運動活動のレベルが亢進する不穏、情動不安定、または、もしくは、医療への非協力を伴うこともある
低活動型	精神運動活動のレベルが低下し、ぼんやりして不活発、または、昏睡に近い状態を伴うこともある
混合型	精神運動活動は正常だが、注意および意識の障害が急に変化し、また、活動レベルが急速に変動する

（引用・改変：片岡裕貴，他．史上最強すぎるDSM-5™ の診断基準とそのエキスパートたちによるエキスパートのためのDSM-5 のレビュー．2014; 30: 13-18より引用，原文 American Psychiatric Association. Diagnostic and Statistical Manual of Mental Disorders, Fifth Edition. 2013. 翻訳は筆者による）

せん妄の原因

直接因子	身体的またはさまざまな原因性疾患（脳血管障害，感染症，脱水、電解質異常、貧血など），薬剤（ベンゾジアゼピン系，抗コリン薬，麻薬系鎮痛薬など），手術
誘発因子	二次的に脳に影響を及ぼす因子の問題、疼痛、発熱、尿閉、便秘、不眠、心身的ストレス、環境変化、光刺激、音刺激
準備因子	中枢神経系に作用する薬剤の使用；抗コリン薬など認知症、脳血管障害，頭部外傷など既存の脳障害，高齢者，ICU，SCU などにおける治療環境，視覚障害，聴覚障害，せん妄を起こしやすい体質（使用例）

せん妄発症予測的な高い患者の条件

① 高齢者である
② 認知症である
③ 認知機能障害がある
⑤ 治療を要するいくつかの疾患を抱えている
⑦ うつ病の既往がある

精神・心理的因子と過敏症発症

精神・心理的/身体的症状

過敏症の特徴

心身症	発症や経過に関係する諸因子が身体的要素に関連し、心身両面からの配慮が必要
過敏症の発症因子	心身症は身体の主症状、他の主症状、起立性調節障害、過敏性腸症候群、ノイローゼ、うつ病など
自主性	積極的なストレスが（多くは自己タイプの行動特性）、繁忙感、外交的、仕事熱心、几帳面で他人との関係をよく取る
強迫性	緊張感が持続しやすい。これらをもとに、過度的な身体症状が現れやすく、粘膜疾患などの身体疾患ほか、腫瘍疾患などもあらわれる場合がある
タイプAの特性／タイプA行動パターン	目標に向かって強い競争心を発揮する
（虚血性心疾患、新生血管系）	怒りやすく喧嘩をするなどの攻撃的側面
	常に時間に追われていて忙しい
	攻撃的・他罰的、挑発的
悩みやすい性格	抑うつ的、神経質、過敏症を起こしやすい

器質的・精神的精神疾患

器質性精神障害	頭蓋、脳に起因する二次性に精神症状が発症するためのもの
症状精神病	身体疾患に起因する精神症状で、身体疾患からくる脳機能の変調が原因
代謝性疾患	糖尿病、甲状腺機能、低血糖性異常症
膠原病	全身性エリテマトーデス（SLE）、後天性免疫不全症候群（AIDS）、多発性硬化症
栄養障害	ビタミンB欠乏、ニコチン酸欠乏症
その他、感染症	腸管性疾患、インフルエンザ、手術後精神病、その他
中毒	ステロイド、降圧薬、インターフェロン
脳炎の周辺症状	異常な感情、抑うつや不安、焦燥の発現、感情の異常、錯乱、気分変動、身体的機能の不安、また異常行動を伴う幻覚・妄想、興奮、判断力の低下、意欲低下など
人々	精神活動の活発化や自発性の低下、意欲低下、認知機能低下、無関心、無気力など
認知症	各種の精神機能の不可逆的な障害で、知的機能の低下
その他	周囲の状況を正しく理解できない（失認症状）、判断性、意識障害

循環器治療で使う薬

抗不整脈薬

分類	一般名	主な商品名	副作用
抗不整脈薬	ニフェカラント	シンビット	ロー...
	アミオダロン	アンカロン、アミオダロン TTS、ミオダロール	...
	ニコランジル	シグマート、ニコランジル、シグマート注	...

β遮断薬

分類	一般名	主な商品名	副作用
β遮断薬	プロプラノロール	インデラル	SPKの上昇、嘔吐、腹痛、徐脈、肝機能異常、肉眼的血尿、頭痛、浮動性めまい
	メトプロロール	ロプレソール	メトプロロール、セロケン、ロプレソール
	アテノロール	テノーミン	徐脈、心不全、喘息、腹部不快感、嘔吐、下痢、眠気
	ベタキソロール	ケルロング	徐脈、起立性低血圧、めまい、動悸、眠気
	カルベジロール	アーチスト	徐脈のめまい、急激な血圧の低下
	アロチノロール	アロチノロール	
	ラベタロール	トランデート	
	ニプラジロール	ハイパジール	
	アモスラロール	ローガン	
	カルテオロール	ミケラン	
	ピンドロール	カルビスケン	

カルシウム拮抗薬

分類	一般名	主な商品名	副作用
カルシウム拮抗薬	アムロジピン	ノルバスク、アムロジン	浮腫、顔面紅潮、めまい、眠気、頭痛
	ニフェジピン	アダラート、セパミット、ニフェジピン	ミン
			ミン
	ニカルジピン	ペルジピン	ハルジピン
	アゼルニジピン	カルブロック	
	シルニジピン	アテレック	

利尿薬

分類	一般名	主な商品名	副作用
利尿薬	ニフェジピン	ヘルベッサー	徐脈、顔面紅潮、頭痛、...

抗生物質の分類（ペニシリン・カルバペネム分類）

分類	薬名	薬物の分類名	作用部位
I類	ペニシリン系	ペニシリン系	菌の細胞壁（ペプチドグリカン）合成を阻害して殺菌する Ⅰ群菌：グラム陽性菌を中心 Ⅰ群菌：肺炎球菌 Ⅰ群菌：ペニシリン感受性菌
II類	B受容体（交感神経）	B受容体	ⓒ受容体
III類	セフェム系	セフェム系	主に図的有効
IV類	カルバペネム系	カルバペネム系	主に耐性菌と重症感染（院内感染や重症感染） （の一部）

抗生物質

分類	一般名	主な商品名	副作用
1a	ベンジルペニシリン	結晶ペニシリン	過敏症、ショック、痙攣、下痢、肝機能障害、腎機能障害、溶血性貧血、血小板減少、白血球減少
	アンピシリン アモキシシリン	ビクシリン サワシリン	
1b	ピペラシリン スルタミシリン	ペントシリン ユナシン	過敏症、下痢、嘔吐、肝機能障害
1c	アンピシリン ピペラシリン	ビクシリン ペントシリン	過敏症、下痢、嘔吐、肝機能障害、腎機能障害
II類 セフェム系	セファロチン セファゾリン セフォチアム	コアキシン セファメジン パンスポリン	過敏症、血液障害、肝機能障害、低カリウム血症、腎機能障害
	セフトリアキソン セフォタキシム セフタジジム セフォペラゾン	ロセフィン セフォタックス モダシン セフォビッド	
	セフピロム セフェピム	ケイテン マキシピーム	
III類 カルバペネム系	イミペネム メロペネム パニペネム	チエナム メロペン カルベニン	過敏症、下痢、痙攣、腎機能障害、肝機能障害
IV類 ペニシリン系結合剤	スルタミシリン タゾバクタム/ピペラシリン クラブラン酸/アモキシシリン	ユナシン ゾシン オーグメンチン	過敏症、下痢、嘔吐、肝機能障害

精神・心理 せん妄のマネジメント

せん妄の前兆

- 不安気でいらいらしている
- 不機嫌に押し黙る
- 憂うつそう
- 呑気
- はしゃぐ
- 落ち着きがない
- ぼんやりとして何もしない
- 集中できない
- 注意が散漫となる
- 考えがまとまらない
- 会話のつじつまが合わない
- 不眠
- うとうとしがち
- 迫真性のある夢・悪夢を見る
- 一過性の錯覚・幻覚がある
- 音や光に敏感になる

ICUにおける疼痛・不穏・せん妄のアセスメントと管理

- p.73参照

せん妄のマネジメント

アセスメント	● せん妄の直接原因、誘発因子の同定
せん妄の直接因子の治療	● せん妄の原因となっている基礎疾患への対応
誘発因子への対策	● 基本的ニーズの充足 ● 環境の調整 ● 心身のストレス緩和
患者と家族に対する支持療法	● せん妄の症状と対応の仕方を知ってもらう ● 家族の困惑を軽減する
向精神薬による対症療法	● 患者の興奮を軽減するため、ハロペリドール、リスペリドンなどの抗精神病薬を必要最小限用いる ● 錐体外路症状、悪性症候群に注意する

せん妄誘発因子への対策

基本的ニーズの充足		水・電解質・ビタミン・栄養バランスの維持、睡眠と活動のバランスの維持、排泄ケア、安楽の維持
環境の調整	現実検討を高める	● 大きな字のカレンダーや時計を置く ● 明かりを調整して朝と昼のサイクルがわかるようにする ● 壁に絵や写真をかけ色調を工夫する ● メガネや補聴器、テレビやラジオを使用して感覚遮断を減らす ● 家族の面会を求めるとともに、家族の写真を置く
	環境を整える	● 頻繁に訪室するなど患者の不安の軽減に努める ● 転倒などが起こらない安全な環境を整える ● ドレーンやラインの自己抜去を予防し、必要性を見直して必要がなければ早急に抜去する ● 不動の状態になるのを避け、体位変換や早期離床を促す ● 夜間の光の漏れや騒音に注意する
心身のストレス緩和		● 情報を適切に提供し、不安を最小限にする ● 疼痛コントロールなど身体的苦痛を緩和する

精神・心理 せん妄
せん妄・うつ病・認知症の比較

せん妄・うつ病・認知症の比較

	せん妄	うつ病	認知症
定義	●意識混濁、注意集中困難、思考の混乱および／または意識レベルの低下を特徴とする医学的な緊急状態	●一連のうつ症状がほとんどの日々、ほとんどの時間、少なくとも2週間にわたって見られ、症状がその個人らしくないほど激しい状態	●短期記憶、意思の疎通、言語、判断力、推理力、抽象的思考に影響するような認知処理能力の漸進的かつ連続的低下
発症	●注意集中困難や意識障害が突然発症(数時間から数日)	●最近の説明のつかない気分の変化。少なくとも2週間続く	●記憶障害(近時記憶障害)から初発し、段階的(数か月から数年)
経過	●短期(数日から数週間続く)、症状は日周的変動、夜間や暗いとき、覚醒時に悪化、治療による回復が可能	●通常は治療による回復が可能。しばしば朝に悪化	●慢性進行性(年単位)、回復不能
思考力・精神症状	●注意集中力、認識力、理解力、思考力の変動 ●誤解・錯覚	●記憶力、集中力、思考力の減退、自尊感情の低下 ●貧困妄想、罪業妄想、身体化障害	●記憶力プラス以下の1つあるいはそれ以上の症状を伴う認知能力の低下：失語、失行、失認および／または実行機能 ●物盗られ妄想、被害妄想、幻覚
睡眠	●妨げられるが決まったパターンはない。その日によって異なる	●妨げられる ●早朝に目覚める、または過剰睡眠	●個人に特有のパターンで妨げられることがある
気分	●感情の変動——激しい表出、怒り、泣く、恐れる	●気分の落ち込み ●興味または楽しみの低下 ●食欲の変化(過食または食欲不振) ●自殺念慮／企図がありうる	●認知症初期に気分の落ち込み ●うつ病の有病率が高まることがあるが、無気力かより一般的な症状であり、うつ病と混同されることがある

付録 痛みのアセスメント

BPS（Behavioral Pain Scale）

項目	説明	スコア
表情	穏やかな	1
	一部硬い（たとえば、眉が下がっている）	2
	全く硬い（たとえば、まぶたを閉じている）	3
	しかめ面	4
上肢の動き	全く動かない	1
	一部曲げている	2
	指を曲げて完全に曲げている	3
	ずっと引っ込めている	4
人工呼吸器との同調性	同調している	1
	ときに咳嗽 大部分は呼吸器に同調している	2
	呼吸器とファイティング	3
	呼吸器との調節がきかない	4

日本呼吸療法医学会：人工呼吸中の鎮静のためのガイドライン．人工呼吸中の鎮静ガイドライン作成委員会，2007．より引用

CPOT（Critical-Care Pain Observation Tool）

指標	スコア		説明
表情	リラックス	0	緊張なし
	緊張	1	しかめる、眉毛を下げる、眉間に皺をよせる、表情筋が緊張する
	しかめる	2	上記に加えて強く閉眼
体の動き	動きなし	0	痛みなく、動かない
	抵抗	1	ゆっくり慎重な動き、痛いところを触ったり、さする、動きで注意を引く
	落ち着きなし	2	チューブを引き抜く、突然立ち上がる、体を動かす、命令に応じず、攻撃的、ベッドから降りようとする
挿管患者の場合 人工呼吸器への同調性	同調	0	アラームが多くなく、容易に換気
	バッキングあるが同調	1	アラームがあるが、止んだりもする
	ファイティング	2	同調不良：換気の中断、アラーム頻回
非挿管患者の場合 発声	通常の会話	0	通常のトーンでの会話、または訴えなし
	ため息、うめき声	1	ため息、うめき声
	泣きわめく	2	泣く、叫ぶ
筋緊張	リラックス	0	受動運動に抵抗なし
	緊張、硬直	1	抵抗あり
	強い緊張、硬直	2	強い抵抗、屈曲・伸展できない

Caroline Arbour, RN, B.Sc.

Gélinas C, Fillion L, Puntillo KA et al. Validation of the critical-care pain observation tool in adult patients. Am J Crit Care. 2006; 15: 420-427.より引用・改変

付録 鎮静レベルのアセスメント

ラムゼイスコア

スコア	鎮静状態
1	不安そう いらいらしている 落ち着かない
2	協力的　静穏　見当識がある
3	言葉による指示のみに反応
4	傾眠 眉間への軽い叩打にすぐ反応
5	傾眠 眉間への軽い叩打に緩慢に反応
6	反応せず

＊多くの場合2〜5が鎮静の目標となる。

(Ramsay MAE. e t al. Br Med J22：656,1974より引用)

SAS(鎮静興奮評価スケール)

興奮状態評価

7	緊急状態	●自己抜管しようとする ●ベッド枠によじ登る ●医師や看護師を叩く
6	高度興奮状態	●身体を押さえなければならない ●何度も口頭で注意しなければならない ●気管チューブを噛む ●ベッドの中を動き回る
5	興奮状態	●身体的に興奮状態である ●起きあがろうとする ●注意すれば静かになる
4	静穏、協力的	●静穏 ●覚醒できる ●命令に従える
3	過剰鎮静	●覚醒が困難 ●会話ができない ●命令に従えない
2	高度の過剰鎮静	●強い刺激だけに覚醒
1	覚醒不能	●どんな刺激でも覚醒しない

鎮静状態評価
＊4が鎮静の目標となる。

(Riker R.et al. Crit Care Med 27：1325,1999より引用)

RASS（鎮静・興奮評価スケール）

スコア	状態	症状	
+4	闘争的	明らかに闘争的、暴力的、医療スタッフに対して直接的に危険な状態	
+3	過度の不穏状態	チューブまたはカテーテルを引く、もしくは引き抜く。攻撃性あり	
+2	不穏状態	頻繁に意図しない体動があり、人工呼吸器に抵抗性あり	
+1	不安状態	不安はあるが、積極的または激しい体動はない	
0	覚醒と平静（平穏）状態		
−1	傾眠状態	完全には覚醒していないが、呼びかけにより覚醒（開眼／視線を合わせる）する（10秒以上）	言葉刺激
−2	浅い鎮静状態	呼びかけにより開眼し、短時間覚醒する（10秒未満）	言葉刺激
−3	中等度の鎮静状態	呼びかけにより動作反応または開眼（ただし視線を合わせることはできない）	言葉刺激
−4	深い鎮静状態	呼びかけには反応しないが、身体刺激により動作反応または開眼する	身体刺激
−5	非覚醒状態	呼びかけまたは身体刺激による反応なし	身体刺激

ステップ1	30秒間、患者を観察する。これ（視診のみ）によりスコア0～+4を判定する。
ステップ2	1）大声で名前を呼ぶか、開眼するように言う。 2）10秒以上アイ・コンタクトができなければ繰り返す。以上2項目（呼びかけ刺激）によりスコア−1～−3を判定する。 3）動きが見られなければ、肩を揺するか、胸骨を摩擦する。これ（身体刺激）によりスコア−4、スコア−5を判定する。

＊多くの場合0～−3が鎮静の目標になる。

(Ely, E.W.JAMA 289(22)：2983-2991, 2003より引用)

付録 せん妄のアセスメント

ICDSC(Intensive Care Delirium Screening Checklist)

このスケールはそれぞれ8時間のシフトすべて、あるいは24時間以内の情報に基づき完成される明らかな徴候がある=1ポイント:アセスメント不能、あるいは徴候がない=0ポイントで評価する、それぞれの項目のスコアを対応する空欄に0または1で入力する

1. 意識レベルの変化
(A)反応がないか、(B)何らかの反応を得るために強い刺激を必要とする場合は評価を妨げる重篤な意識障害を示す。もしほとんどの時間(A)昏睡あるいは(B)昏迷状態である場合、ダッシュ(一)を入力し、それ以上評価を行わない (C)傾眠あるいは、反応までに軽度ないし中等度の刺激が必要な場合は意識レベルの変化を示し、1点である (D)覚醒、あるいは容易に覚醒する睡眠状態は正常を意味し、0点である (E)過覚醒は意識レベルの異常と捉え、1点である
2.注意力欠如
会話の理解や指示に従うことが困難。外からの刺激で容易に注意がそらされる。話題を変えることが困難。これらのうちいずれかがあれば1点
3.失見当識
時間、場所、人物の明らかな誤認、これらのうちいずれかがあれば1点
4.幻覚、妄想、精神障害
臨床症状として、幻覚あるいは幻覚から引き起こされていると思われる行動(例えば、空を掴むような動作)が明らかにある、現実検討能力の総合的な悪化、これらのうちいずれかがあれば1点
5.精神運動的な興奮あるいは遅滞
患者自身あるいはスタッフへの危険を予測するために追加の鎮静薬あるいは身体抑制が必要となるような過活動(例えば、静脈ラインを抜く、スタッフをたたく)、活動の低下、あるいは臨床上明らかな精神運動遅滞(遅くなる)、これらのうちいずれかがあれば1点
6.不適切な会話あるいは情緒
不適切な、整理されていない、あるいは一貫性のない会話、出来事や状況にそぐわない感情の表出。これらのうちいずれかがあれば1点
7.睡眠/覚醒サイクルの障害
4時間以下の睡眠。あるいは頻回な夜間覚醒(医療スタッフや大きな音で起きた場合の覚醒を含まない)、ほとんど1日中寝ている、これらのうちいずれかがあれば1点
8.症状の変動
上記の徴候あるいは症状が24時間のなかで変化する(例えば、その勤務帯から別の勤務帯で異なる)場合は1点
合計点

判定:4点以上せん妄あり

BergeronN,DuboisMJ,DumontM,etal.:IntensiveCareDeliriumScreeningchecklist:evaluationofanewscreenigtool.IntensiveCareMed;27:859-864,2001.Dr.NicolasBergeronの許可を得て逆翻訳法を使用し翻訳、ICUのみで妥当性が検証されている
翻訳と評価:卯野木健(筑波大学附属病院)、水谷太郎(筑波大学医学医療系救急・集中治療部)、櫻本秀明(筑波大学附属病院)

付録 不安・抑うつのアセスメント

不安・抑うつ測定尺度（HADS）

不安	①私は緊張したり、どうにかなりそうと感じたりする ②何かひどいことが起こると恐ろしく感じる ③心に心配事がある ④安らかに座ることができて、リラックスしていると感じる ⑤体の中に何かとんでもないものがいると恐ろしく感じる ⑥活動しなければならないとき、落ち着きがないと感じる ⑦急にパニックを感じたりする
抑うつ	①以前と同様に楽しめる ②笑ったり、物事の明るい面をとらえることができる ③楽しく感じる ④やる気が起きないように感じる ⑤私は自分の見栄えに興味が無くなった ⑥物事を楽しむことが待ち遠しい ⑦いい本やラジオ、テレビを楽しむことができる
評価法	まったく良好：0点 きわめて悪い：3点 その中間：1または2点	●不安・抑うつ各項目の点数を合計し、①正常：0～7点、②軽症：8～10点、③中等症：11～14点、④重症：15～21点と重症度を判定する

Zigmond AS, Snaith RP, 北村俊則訳. Hospital anxiety and depression scale（HAD尺度）. 精神科診断学 1993；4：371-372

ペプローによる不安のレベル

レベル	状態像
軽度	日々の生活の緊張と関係がある。用心深くなり、知覚領域では見ること・聞くこと・理解することが以前よりも鋭くなる。この種の不安は学習の動機を与え、個人の成長と創造力を生み出す
中等度	当面の心配に焦点を合わせ、他のことに無関心になる。知覚領域では見ること・聞くこと・理解することが低下する。あえて不注意になるが、しようと思えばもっと注意することができる
強度	知覚領域は非常に低下している。特別に細部に集中しがちで、他のことは何も考えられない。すべての行動は安心を得ようとしてなされる。他の領域に目を向けるためには強い指示が必要となる
パニック	畏怖・心配・恐怖を伴って連想される。このとき細部は均衡を破られ、抑制力をなくし、命令されても行動することができない。筋肉運動は高まり、知覚は歪められ、効果的に機能できなくなる

青木典子：不安. 野嶋佐由美, 南裕子監：ナースによる心のケアハンドブック. 照林社；2000：22より引用

付録 循環器領域で用いる略語

数字
1RM	1 repetition maximum　1回反復できる最大重量
2DE	two dimensional echocardiogram　断層心エコー図
5P	pallor, prostration, perspiration, pulselessness, pulmonary deficiency　ファイブピー（ショックの5徴）

A
a	artery　動脈
AAA	abdominal aortic aneurysm　腹部大動脈瘤
AAD	acute aortic dissection　急性大動脈解離
AAE	annulo aortic ectasia　大動脈弁輪拡張症
AAI	atrium-atrium-inhibit pacing　心房抑制型心房ペーシング
AAO	acute arterial occlusive disease　急性動脈閉塞
AAS	aortic arch syndrome　大動脈弓症候群
ABE	acute bacterial endocarditis　急性細菌性心内膜炎
ABG	arterial blood gas　動脈血液ガス
ABI	ankle-brachial index　足関節上腕血圧比
ABP	arterial blood pressure　動脈圧
ABPM	ambulatory blood pressure monitoring　24時間自動血圧測定
ABR	auditory brainstem response　聴性脳幹反応
AC	anterior chamber　前房
ACBG	aortocoronary bypass grafting　大動脈冠動脈バイパス術
ACCF/AHA	American College of Cardiology Foundation / American Heart Association　米国心臓病学会／米国心臓協会
ACE	angiotensin converting enzyme　アンジオテンシン変換酵素
ACEI	angiotensin converting enzyme inhibitor　アンジオテンシン変換酵素阻害薬
ACG	angiocardiography　大動脈造影
ACG	apex cardiogram　心尖拍動図
ACHD	adult congenital heart disease　成人先天性心疾患
ACLS	advanced cardiac life support　2次心臓救命処置
ACS	acute coronary syndrome　急性冠症候群
ACSM	American College of Sports Medicine　米国スポーツ医学会
ACVD	atherosclerotic cardiovascular disease　アテローム硬化性心血管疾患
AD	aortic dissection　大動脈解離
ADH	antidiuretic hormone　抗利尿ホルモン
ADL	activities of daily living　日常生活動作
AED	automated external defibrillator　自動体外式除細動器
Af	atrial fibrillation　心房細動
AFB	axillo-femoral bypass　腋窩大腿動脈バイパス
AF(L)	atrial flutter　心房粗動
AG	angiography　血管造影
AG	arteriography　動脈造影
AHA	American Heart Association　米国心臓協会
AHD	acquired heart disease　後天性心疾患
AHF	acute heart failure　急性心不全
AHI	apnea hypopnea index　無呼吸・低換気指数
AHI	atrio His bundle interval　心房ーヒス束時間

106

AIE	acute infectious endocarditis	急性感染性心内膜炎
AIH	autoimmune hyperlipidemia	自己免疫性高脂血症
AKI	acute kidney injury	急性腎障害
ALD	aldosterone	アルドステロン
A-line	arterial line	動脈ライン
ALS	advanced life support	2次救命処置
AM	aute marginal branch	鋭縁枝
AMI	acute myocardial infarction	急性心筋梗塞
AML	anterior mitral leaflet	僧帽弁前尖
AN	aneurysm	動脈瘤
ANF	atrial natriuretic factor	心房性ナトリウム利尿因子
ANP	atrial natriuretic peptide	心房性ナトリウム利尿ペプチド
Ao	aorta	大動脈
AoP	aortic pressure	大動脈圧
AoV	aortic valve	大動脈弁
AP	angina pectoris	狭心症
AP	ankle pressure	足関節血圧
APD	action potential duration	活動電位持続（時間）
APE	acute pulmonary embolism	急性肺塞栓症
APSD	aorticopulmonary septal defect	大動脈肺動脈中隔欠損
APTT	activated partial thromboplastin time 活性化部分トロンボプラスチン時間	
APW	aorticopulmonary window	大動脈−肺動脈窓
AR	aortic regurgitation	大動脈弁逆流症
ARB	angiotensin II receptor blocker	アンジオテンシンII受容体拮抗薬
ARDS	acute respiratory distress syndrome	急性呼吸窮迫症候群
ARF	acute renal failure	急性腎不全
ARP	absolute refractory period	絶対不応期
ARVC	arrhythmogenic right ventricular cardiomyopathy 不整脈源性右室心筋症	
ARVD	arrhythmogenic right ventricular dysplasia	不整脈源性右室異形成症
AS	aortic stenosis	大動脈弁狭窄症
ASA	Adams-Stokes attack	アダムス・ストークス発作
Asc-A	ascending aorta	上行大動脈
ASCVD	arteriosclerotic cardiovascular disease	動脈硬化性心血管疾患
ASD	atrial septal defect	心房中隔欠損
ASH	asymmetric septal hypertrophy	非対称性中隔肥大
ASHD	arteriosclerotic heart disease	動脈硬化性心疾患
ASO	arteriosclerosis obliterans	閉塞性動脈硬化症
ASR	aortic stenosis and regurgitation	大動脈弁狭窄兼逆流症
A-S syndrome	Adams-Stokes syndrome	アダムス・ストークス症候群
ASV	adaptive servo-ventilation	サーボ制御圧感知型人工呼吸器
AT	anaerobic threshold	嫌気性代謝閾値
AT	arterial thrombosis	動脈血栓症
AT	atrial tachycardia	心房頻拍
ATIII	antithrombin III	アンチトロンビンIII
ATP	adenosine triphosphate	アデノシン三リン酸
AV	atrio-ventricular branch	房室結節枝

AVA	aortic valve area 大動脈弁領域
AVA	arteriovenous anastomosis 動静脈吻合
AVB	atrioventricular block 房室ブロック
AVF	arteriovenous fistula 動静脈瘻
aV$_F$	augmented vector of left foot 左足増高単極肢誘導
aV$_L$	augmented vector of left arm 左手増高単極肢誘導
AVN	atrioventricular node 房室結節
AVNRT	atrioventricular node reentry tachycardia 房室結節リエントリー頻拍
AVP	aortic valvuloplasty 大動脈弁形成術
AVR	aortic valve replacement 大動脈弁置換術
aV$_R$	augmented vector of right arm 右手増高単極肢誘導
AVRT	atrioventricular reciprocating tachycardia 房室回帰性頻拍
B	
BAS	balloon atrial septostomy バルーン式心房中隔開口術
BBB	bundle branch block 脚ブロック
BBBB	bilateral bundle branch block 両脚ブロック
BE	bacterial endocarditis 細菌性心内膜炎
BGA	blood gas analysis 血液ガス分析
BK	bradykinin ブラジキニン
BLS	basic life support 1次救命処置
BMI	body mass index 体格指数
BMS	bare metal stent ベアメタルステント
BNP	brain natriuretic peptide 脳性ナトリウム利尿ペプチド
BP	blood pressure 血圧
BPS	behavioral pain scale
bra, brady	bradycardia 徐脈
BRS	baroreflex sensitivity 圧受容体反射感受性
BS	blood sugar measurement 血糖測定
BSA	body surface area 体表面積
BSI	blood stream infection 血流感染
BT	bleeding time 出血時間
BTS	bradycardia-tachycardia syndrome 徐脈頻拍症候群
B-T shunt	Blalock-Taussig shunt ブラロック・タウシッヒ短絡術
BUN	blood urea nitrogen 血液尿素窒素
BV	biventricular 両心室
BV	blood volume 血液量
BVAS	biventricular assist system 両心室補助人工心臓
BVH	biventricular hypertrophy 両室肥大
BWG	Bland-White-Garland syndrome ブランド・ホワイト・ガーランド症候群
C	
Ca	calcium カルシウム
CA	calcium antagonists カルシウム拮抗薬
CA	catecholamine カテコラミン
CA	coronary artery 冠動脈
CABG	coronary artery bypass graft 冠動脈大動脈バイパス移植術
CAD	coronary artery disease 冠動脈疾患
CAG	coronary angiography 冠動脈造影

CAL	coronary arterial lesion 冠動脈病変
CAM-ICU	confusion assessment method for the intensive care unit
CAO	chronic peripheral arterial occlusive disease 慢性末梢動脈閉塞症
CAP	carotid artery pulse 頸動脈波
CAP	central arterial pressure 中心動脈圧
CAPD	continuous ambulatory peritoneal dialysis 持続携行式腹膜透析
CAVB	complete A-V block 完全房室ブロック
CAVC	common atrioventricular canal 共通房室弁口
CBC	complete blood count 全血球算定
CBF	coronary blood flow 冠血流量
CBV	catheter balloon valvuloplasty カテーテル・バルーン弁形成術
CC	critical care 重症集中看護
CCA	circumflex coronary artery 冠動脈回旋枝
CCB	calcium channel blocker カルシウムチャネル遮断薬
CCHD	cyanotic congenital heart disease チアノーゼ性先天性心疾患
CCM	congestive cardiomyopathy うっ血型心筋症
CCU	coronary care unit 冠疾患集中治療室
CECT	contrast enhanced computed tomography 造影剤増強コンピュータ断層撮影
CGRP	calcitonin gene-related peptide カルシトニン遺伝子関連ペプチド
CGS	cardiogenic shock 心原性ショック
CHB	complete heart block 完全心ブロック
CHD	congenital heart disease 先天性心疾患
CHD	coronary heart disease 冠動脈性心疾患
CHD	cyanotic heart disease チアノーゼ性心疾患
CHDF	continuous hemodiafiltration 持続的血液濾過透析
CHF	chronic heart failure 慢性心不全
CHF	congestive heart failure うっ血性心不全
CI	cardiac index 心係数
CIC	circulating immune complex 循環性免疫複合体
CIN	contrast induced nephropathy 造影剤腎症
CK	creatine kinase クレアチンキナーゼ
CK-BB	creatine kinase BB クレアチンキナーゼBB分画
CK-MB	creatine kinase MB クレアチンキナーゼMB分画
CLBBB	complete left bundle branch block 完全左脚ブロック
CM	cardiomyopathy 心筋症
CMV	continuous mandatory ventilation 持続強制換気
CO	cardiac output 心拍出量
CP	capillary pressure 毛細管圧
CP	chest pain 胸痛
CP	constrictive pericarditis 収縮性心内膜炎
CP	cor pulmonale 肺性心
CPA	cardiopulmonary arrest 心肺停止
CPAAA	cardiopulmonary arrest immediately after arrival 来院直後心肺停止
CPAOA	cardiopulmonary arrest on arrival 来院時心肺停止
CPAP	continuous positive airway pressure 持続気道内陽圧呼吸
CPB	cardiopulmonary bypass 心肺バイパス法
CPCR	cardiopulmonary cerebral resuscitation 心肺脳蘇生
CPK	creatine phosphokinase クレアチンホスホキナーゼ

109

CPOT	critical-care pain observation tool
CPPV	continuous positive pressure ventilation 持続陽圧換気
CPR	cardiopulmonary resuscitation 心肺蘇生
CPX	cardiopulmonary exercise test 心肺運動負荷試験
CRBBB	complete right bundle branch block 完全右脚ブロック
CR-BSI	catheter-related blood stream infection カテーテル関連血流感染
CRS	catheter related sepsis カテーテル敗血症
CRST	calcinosis, Raynaud phenomenon, esophageal dysfunction, sclerodactyly, telangiectasia syndrome 石灰沈着・レイノー現象・手指硬化・毛細血管拡張症候群[クレスト症候群]
CRT	capillary refilling time 毛細血管再充満時間
CRT	cardiac resynchronization therapy 心臓再同期療法
CRT-D	cardiac resynchronization therapy defibrillator 両心室ペーシング機能付埋込型除細動器
CS	coronary sinus 冠状静脈洞
CSA	central sleep apnea 中枢性睡眠時無呼吸
CSAS	central sleep apnea syndrome 中枢性睡眠時無呼吸症候群
CSR	Cheyne-Stokes respiration チェーン・ストークス呼吸
CSR-CSA	central sleep apnea with Cheyne-Stokes respiration チェーン・ストークス呼吸を伴う中枢性睡眠時無呼吸
CSS	carotid sinus syndrome 頸動脈洞症候群
CT	cardiac tamponade 心タンポナーデ
CT	clotting time 凝固時間
CTGA	corrected transposition of great arteries 修正大血管転位症
CTO	chronic total occlusion 慢性冠動脈完全閉塞
CTR	cardiothoracic ratio 心胸郭比
CV	central vein 中心静脈
CVA	cerebrovascular accident 脳血管障害
CVC	central venous catheter 中心静脈カテーテル
CVD	combined valvular disease 連合弁膜症
CVP	central venous pressure 中心静脈圧
CX	circumflex branch 回旋枝
D	
D1	first diagonal branch 第1対角枝
D2	second diagonal branch 第2対角枝
DAA	dissecting aortic aneurysm 解離性大動脈瘤
DBP	diastolic blood pressure 拡張期血圧
DC	direct counter shock 直流除細動
DCA	directional coronary atherectomy 方向性冠動脈粥腫切除術
DCM	dilated cardiomyopathy 拡張型心筋症
DDD	double-double-double pacing ユニバーサルペーシング
DES	drug-eluting stent 薬剤溶出性ステント
DF	defibrillator 除細動器
DHA	docosahexaenoic acid ドコサヘキサエン酸
DHTR	delayed hemolytic transfusion reaction 遅発型溶血性輸血反応
diast.	diastolic 拡張期
DIC	disseminated intravascular coagulation 播種性血管内凝固症候群
DM	diastolic murmur 拡張期雑音
DNAR	do not attempt resuscitation 心肺蘇生禁止
DNR	do not resuscitate 蘇生適応除外

DOA	dopamine	ドパミン
DOB	dobutamine	ドブタミン
DOLV	double outlet left ventricle	両大血管左室起始症
DORV	double outlet right ventricle	両大血管右室起始症
dPAP	pulmonary artery diastolic pressure	肺動脈拡張期圧
DSA	digital subtraction angiography	デジタルサブトラクション血管造影
DTAA	dissecting thoracic aortic aneurysm	解離性胸部大動脈瘤
DVI	double-ventricle-inhibit pacing	心室抑制型房室順次ペーシング
DVR	double valve replacement	二弁置換術
DVT	deep vein thrombosis	深部静脈血栓症
Dx	diagnosis	診断
E		
EAP	effort angina pectoris	労作性狭心症
ECC	extracorporeal circulation	体外循環
ECCO$_2$R	extra corporeal carbon dioxide removal	体外式二酸化炭素除去
ECD	endocardial cushion defect	心内膜床欠損症
ECF	extracellular fluid	細胞外液
ECG	electrocardiogram	心電図
ECLHA	extracorporeal lung and heart assist	体外式心肺補助
ECM	external cardiac massage	体外心マッサージ
ECMO	extracorporeal membrane oxygenation	膜型人工肺
ECUM	extracorporeal ultrafiltration method	体外式限外濾過法
EDP	end-diastolic pressure	拡張終期圧
EDV	end-diastolic volume	拡張終期容積
EEG	electroencephalogram	脳波検査
EF	ejection fraction	駆出率
eGFR	estimated glomerular filtration rate	推定糸球体濾過量
EH	essential hypertension	本態性高血圧症
EKG	Elektrokardiogramm	心電図
ELCA	excimer laser coronary angioplasty	エキシマレーザー冠動脈形成術
EMB	endomyocardial biopsy	心内膜心筋生検
EMD	electromechanical dissociation	電気収縮解離
EMF	endomyocardial fibrosis	心内膜心筋線維症
EMS	expandable metallic stent	拡張型金属ステント
eNOS	endothelial nitric oxide synthase	一酸化窒素合成酵素
EOV	exercise oscillations ventilation	運動時周期性呼吸変動
EPO	erythropoietin	エリスロポエチン
EPS	electrophysiologic study	電気生理学的検査
ePTFE	expanded polytetrafluoroethylene	延伸ポリテトラフルオロエチレン
ERP	effective refractory period	有効不応期
ES	elastic stocking	弾性ストッキング
ESM	ejection systolic murmur	駆出性収縮期雑音
ESP	end-systolic pressure	収縮終期圧
ESV	end-systolic volume	収縮終期容積
ET	ejection time	駆出時間
E$_T$CO$_2$	end-tidal carbon dioxide	呼気終末二酸化炭素濃度
ETS	environmental tobacco smoke	受動喫煙
ETT	exercise tolerance test	運動負荷試験
EVE	endoscopic variceal electrocoagulation	内視鏡的静脈瘤電気凝固術

EVL	endoscopic variceal ligation	内視鏡的静脈瘤結紮術
Ex	exercise	運動
F		
FA	femoral artery	大腿動脈
Fb	fibrin	フィブリン
FDP	fibrin and fibrinogen degradation product フィブリン・フィブリノゲン分解物	
FFB	femoro-femoral bypass	大腿大腿動脈バイパス
FFP	fresh frozen plasma	新鮮凍結血漿
FH	familial hypercholesterolemia	家族性高コレステロール血症
FHH	familial hypocalciuric hypercalcemia 家族性低カルシウム尿性高カルシウム血症	
FPB	femoro-popliteal bypass	大腿膝窩動脈バイパス
FRP	functional refractory period	機能的不応期
FTT	fat tolerance test	脂肪負荷テスト
G		
GCS	Glasgow coma scale	グラスゴーコーマスケール
GFR	glomerular filtration rate	糸球体濾過率
GI	glucose-insulin therapy	ブドウ糖・インスリン療法
GIK	glucose-insulin-kalium therapy	ブドウ糖・インスリン・カリウム療法
H		
HADS	hospital anxiety and depression scale	不安・抑うつ測定尺度
hANP	human atrioventricular natriuretic peptide ヒト心房性ナトリウム利尿ペプチド	
Hb	hemoglobin	血色素
HBE	His bundle electrocardiogram	ヒス束心電図
HBO	hyperbaric oxygenation	高圧酸素療法
HCM	hypertrophic cardiomyopathy	肥大型心筋症
Hct	hematocrit	ヘマトクリット
HCVD	hypertensive cardiovascular disease	高血圧性心血管疾患
HD	hemodialysis	血液透析
HDL	high density lipoprotein	高密度リポ蛋白
HDL-C	high density lipoprotein cholesterol	HDLコレステロール
HES	hespander	ヘスパンダー
HES	hypereosinophilic syndrome	好酸球増多症候群
HF	Hageman factor	ハーゲマン因子
H-FABP	human heart fatty acid-binding protein	ヒト心臓由来脂肪酸結合蛋白
HFpEF	heart failure with preserved EF	EFの保たれた心不全
HFrEF	heart failure with reduced EF	EFの低下した心不全
HHD	hypertensive heart disease	高血圧性心疾患
HHT	hereditary hemorrhagic telangiectasia	遺伝性出血性末梢血管拡張症
HL	hyperlipemia[hyperlipidemia]	脂質異常症[高脂血症]
HLHS	hypoplastic left heart syndrome	左心低形成症候群
HLS	hypertonic lactated saline solution	高張乳酸加ナトリウム液
HLVS	hypoplastic left ventricle syndrome	左室低形成症候群
HM	heart murmur	心雑音
HNCM	hypertrophic nonobstructive cardiomyopathy 非閉塞性肥大型心筋症	
HOCM	hypertrophic obstructive cardiomyopathy	閉塞性肥大型心筋症
Holter ECG	Holter electrocardiogram	ホルター心電図

HPT	hepaplastin test	ヘパプラスチンテスト
HR	heart rate	心拍数
HREH	high-renin essential hypertension	高レニン本態性高血圧症
HRmax	maximum heart rate	最大心拍数
HS	heart sound	心音
HT	hypertension; high blood pressure	高血圧
Ht	hematocrit	ヘマトクリット
HVI	His ventricular interval	ヒス・心室時間
Hz	Hertz(独)	ヘルツ
I		
IAA	interruption of aortic arch	大動脈弓離断
IABP	intraaortic balloon pumping	大動脈内バルーンパンピング法
IAS	interatrial septum	心房中隔
IASD	interatrial septal defect	心房中隔欠損
IBBB	incomplete bundle branch block	不完全脚ブロック
IC	intermittent claudication	間欠性跛行
ICD	implantable cardioverter defibrillator	植込み型除細動器
ICDSC	Intensive Care Delirium Screening Checklist	ICUせん妄チェックリスト
ICF	intracellular fluid	細胞内液
ICM	idiopathic cardiomyopathy	特発性心筋症
ICS	impulse conducting system	刺激伝導系
ICT	intracoronary thrombolysis	冠動脈内血栓溶解療法
ICU	intensive care unit	集中治療部
IDL	intermediate-density lipoprotein	中間密度リポ蛋白
IE	infective endocarditis	感染性心内膜炎
IHD	ischemic heart disease	虚血性心疾患
IHSS	idiopathic hypertrophic subaortic stenosis	特発性肥大型大動脈弁下狭窄症
ILBBB	incomplete left bundle branch block	不完全左脚ブロック
IMA	internal mammary artery	内胸動脈
IMC	intimal-media complex	内膜中膜複合体
IMD	ischemic myocardial damage	虚血性心筋障害
IMT	intima-media thickness	内膜中膜複合体厚
IMV	intermittent mandatory ventilation	間欠的強制換気
Innom	innocent murmur	無害性心雑音
iNOS	inducible nitric oxide synthase	誘導型一酸化窒素合成酵素
IN.OUT	intake and output	水分出納
INR	international normalized ratio	国際標準化比
IOH	idiopathic orthostatic hypotension	特発性起立性低血圧症
IPC	intermittent pneumatic compression	間欠的空気圧迫法
IPG	implantable pulse generator	植込み型刺激発生装置
IPPV	intermittent positive pressure ventilation	間欠的陽圧換気
IRBBB	incomplete right bundle branch block	不完全右脚ブロック
ISR	in stent restenosis	ステント内再狭窄
ITA	internal thoracic artery	内胸動脈
IVC	inferior vena cava	下大静脈
IVCT	intravenous coronary thrombolysis	経静脈的冠動脈血栓溶解療法
IVH	intravenous hyperalimentation	経中心静脈高カロリー輸液

IVS	interventricular septum	心室中隔
IVT	intravenous thrombolysis	点滴静注血栓溶解療法
IVUS	intravascular ultrasonography	血管内超音波法

J

JCS	Japan Coma Scale	ジャパンコーマスケール
JPC	junctional premature contraction	房室接合部性期外収縮
JV	jugular veins	頸静脈
JVP	jugular venous pulse	頸静脈波

K

KW分類	Keith-Wagener classification	キース・ワグナー分類
kymo	kymography	キモグラフィー

L

LA	left atrium	左心房
LAA	left atrial appendage	左心耳
LAD	left anterior descendence	左前下行枝
LAD	left atrial dimension	左房径
LAD	left axis deviation	左軸偏位
LAH	left anterior hemiblock	左脚前枝ブロック
LAH	left atrial hypertrophy	左房肥大
LAO	left anterior oblique	左前斜位
LAP	left atrial pressure	左房圧
LBBB	left bundle branch block	左脚ブロック
LCA	left coronary artery	左冠動脈
LCAT	lecithin-cholesterol acyltransferase レシチンコレステロールアシルトランスフェラーゼ	
LCC	left coronary cusp	左冠尖
LCX	left circumflex branch	左冠動脈回旋枝
LDH	lactic acid dehydrogenase	乳酸脱水素酵素
LDL	low density lipoprotein	低密度リポ蛋白
LDLA	low density lipoprotein apheresis	低密度リポ蛋白アフェレーシス
LDL-C	low density lipoprotein cholesterol	低密度リポ蛋白コレステロール
LGL	Lown-Ganong-Levine syndrome	ローン・ガノン・レヴィン症候群
LHB	left heart bypass	左心バイパス
LHC	left heart catheterization	左心カテーテル法
LHF	left (sided) heart failure	左心不全
LLSB	left limits of sternal border	胸骨下部左縁
LMT	left main trunk	左冠動脈主幹部
LOS	low output syndrome	低心拍出量症候群
LP	late potential	遅発電位
LPA	left pulmonary artery	左肺動脈
LPH	left posterior hemiblock	左脚後枝ブロック
LPL	lipoprotein lipase	リポ蛋白分解酵素
LQTS	long QT syndrome	QT延長症候群
LSB	left sternal border	胸骨左縁
LT	leukotriene	ロイコトリエン
LTRA	leukotriene receptor antagonist	ロイコトリエン受容体拮抗薬
LV	left ventricle	左心室
LVA	lymphatic venous anastomosis	リンパ管静脈吻合術
LVAD	left ventricular assist device	左室補助装置

LVAS	left ventricular assist system 左心補助人工心臓
LVD	left ventricular dimension 左室径
LVDd	left ventricular end-diastolic diameter 左室拡張終期径
LVDs	left ventricular end-systolic diameter 左室収縮終期径
LVEDP	left ventricular end-diastolic pressure 左室拡張終期圧
LVEDV	left ventricular end-diastolic volume 左室拡張終期容積
LVEF	left ventricular ejection fraction 左室駆出率
LVESP	left ventricular end-systolic pressure 左室収縮終期圧
LVESV	left ventricular end-systolic volume 左室収縮終期容積
LVET	left ventricular ejection time 左室駆出時間
LVF	left ventricular failure 左室不全
LVFP	left ventricular filling pressure 左室充満圧
LVG	left ventriculography 左室造影
LVH	left ventricular hypertrophy 左室肥大
LVOT	left ventricular outflow tract 左室流出路
LVP	left ventricular pressure 左室圧
LVSW	left ventricular stroke work 左室1回仕事量
LVSWI	left ventricular stroke work index 左室1回仕事量係数
M	
MA	mitral atresia 僧帽弁閉鎖症
MABP	mean arterial blood pressure 平均動脈血圧
MAC	mitral annulus calcification 僧帽弁輪石灰化
MAP	mean arterial pressure 平均動脈圧
MAP	mitral annuloplasty 僧帽弁形成術
MAST suit	medical antishock trousers 抗ショックズボン
Mb	myoglobin ミオグロビン
MBP	mean blood pressure 平均血圧
MCCU	mobile coronary care unit 移動CCU
MCE	myocardial contrast echocardiography 心筋コントラストエコー法
MCT	medium chain triglyceride 中鎖トリグリセリド
METS	metabolic equivalents 代謝当量
MFP	mean circulatory filling pressure 平均循環系充満圧
MI	mitral insufficiency 僧帽弁閉鎖不全症
MI	myocardial infarction 心筋梗塞
MICS	minimally invasive cardiac surgery 低侵襲心臓手術
MLC	myosin light chain ミオシン軽鎖
MLCK	myosin light chain kinase ミオシン軽鎖キナーゼ
MLD	manual lymph drainage 医療徒手リンパドレナージ
MMSE	Mini-Mental State Examination 簡易精神状態検査
MODS	multiple organ dysfunction syndrome 多臓器機能不全症候群
MOF	multiple organ failure 多臓器不全
MOSF	multiorgan system failure 多臓器機能不全
MPA	main pulmonary artery 主肺動脈
MPA	microscopic polyangiitis 顕微鏡的多発血管炎
MPAP	mean pulmonary arterial pressure 平均肺動脈圧
MPI	myocardial perfusion imaging 心筋血流イメージング
MR	mitral regurgitation 僧帽弁逆流症
MRA	magnetic resonance angiography 磁気共鳴血管造影
MS	mitral stenosis 僧帽弁狭窄症

MSOF	multiple system organ failure	多系統臓器不全
MSR	mitral stenosis and regurgitation	僧帽弁狭窄兼逆流症
MV	mitral valve	僧帽弁
MVA	mitral valve area	僧帽弁口面積
MVO$_2$	myocardial oxygen consumption	心筋酸素消費量
MVP	mitral valve prolapse	僧帽弁逸脱
MVR	mitral valve replacement	僧帽弁置換術

N

NA	necrotizing angiitis	壊死性血管炎
NA	noradrenaline	ノルアドレナリン
NCA	neurocirculatory asthenia	神経循環無力症［虚脱症］
NCCHD	non-cyanotic congenital heart disease	非チアノーゼ性先天性心疾患
NF	neutral fat	中性脂肪
NHCAP	nursing and healthcare associated pneumonia	医療・介護関連肺炎
NO	nitric oxide	一酸化窒素
NPPV	non-invasive positive pressure ventilation	非侵襲的陽圧換気
NRS	numeric rating scale	数字評定尺度
NSR	normal sinus rhythm	正常洞調律
NSTEMI	non-ST elevation myocardial infarction	非ST上昇型心筋梗塞
NSVT	nonsustained ventricular tachycardia	非持続性心室頻拍
NTG	nitroglycerin	ニトログリセリン
NVAF	non-valvular atrial fibrillation	非弁膜症心房細動
NYHA	New York Heart Association Classification of Cardiac Patients ニューヨーク心臓協会心疾患機能分類	

O

OH	orthostatic hypotension	起立性低血圧
OM	obtuse marginal branch	鈍角枝
OMC	open mitral commissurotomy	直視下僧帽弁交連切開術
OMI	old myocardial infarction	陳旧性心筋梗塞
OPCAB	off pump coronary artery bypass	心拍動下冠動脈バイパス術
OS	opening snap	僧帽弁開放音
OSA	obstructive sleep apnea	閉塞性睡眠時無呼吸
OSAS	obstructive sleep apnea syndrome	閉塞性睡眠時無呼吸症候群

P

P	pulse	脈拍
PA	posterior-anterior	前後方向
PA	pulmonary artery	肺動脈
PA	pulmonary atresia	肺動脈弁閉鎖症
PAB	pulmonary artery banding	肺動脈絞扼術
PAC	premature atrial contraction	心房期外収縮
PAC	pulmonary artery catheter	肺動脈カテーテル
PaCO$_2$	partial pressure of arterial carbon dioxide	動脈血二酸化炭素分圧
PAD	peripheral arterial disease	末梢動脈疾患
PAD	public access defibrillation	市民による除細動
PADP	pulmonary arterial diastolic pressure	肺動脈拡張期圧
Paf	paroxysmal atrial fibrillation	発作性心房細動
PAFL	paroxysmal atrial flutter	発作性心房粗動
PAH	pulmonary arterial hypertension	肺動脈高血圧症
PAI	inferior pulmonary artery	下肺動脈

P(A)N	periarteritis nodosa	結節性動脈周囲炎
PaO₂	partial pressure of arterial oxygen	動脈血酸素分圧
PAOD	peripheral arterial occlusive disease	末梢動脈閉塞症
PAP	pulmonary arterial pressure	肺動脈圧
PAPVR	partial anomalous pulmonary venous return	部分肺静脈還流異常
PAS	superior pulmonary artery	上肺動脈
PASG	pneumatic antishock garment	ショックパンツ
PAT	paroxysmal atrial tachycardia	発作性心房頻拍
PAV	pulmonary artery valve	肺動脈弁
PAWP	pulmonary arterial wedge pressure	肺動脈楔入圧
PBF	pulmonary blood flow	肺血流量
PC	pericarditis constrictiva	収縮性心膜炎
PCA	patient control analgesia	患者制御鎮痛法
PCG	phonocardiography	心音図
PCI	percutaneous coronary intervention	経皮的冠動脈インターベンション
PCP	pulmonary capillary pressure	肺毛細血管圧
PCPS	percutaneous cardiopulmonary support	経皮的心肺補助装置
PCV	pressure control ventilation	圧調節換気
PCWP	pulmonary capillary wedge pressure	肺毛細血管楔入圧
PD	posterior descending branch	後下行枝
PDA	patent ductus arteriosus	動脈管開存症
PDCA	posterior descending coronary artery	冠動脈後下行枝
PDE	phosphodiesterase	ホスホジエステラーゼ
PE	pericardial effusion	心膜液
PE	pulmonary embolism	肺塞栓症
PEA	pulseless electrical activity	脈なし電気活性
peak VO₂	peak oxygen uptake	最高酸素摂取量
PEEP	positive end expiratory pressure ventilation	呼気終末陽圧換気
PET	positron emission tomography	ポジトロンエミッション断層撮影
PG	prostaglandin	プロスタグランジン
PH	pulmonary hypertension	肺高血圧症
PI	pulmonary insufficiency	肺動脈閉鎖不全症
PJC	premature junctional contraction	結節性期外収縮
PL	posterior lateral branch	後側壁枝
PLG	plasminogen	プラスミノゲン
PLSVC	persistent left superior vena cava	左上大静脈遺残
PLT	platelet	血小板
PM	pacemaker	ペースメーカ
PMD	primary myocardial disease	原発性心筋症
PMI	perioperative myocardial infarction	術中心筋梗塞
PMI	permanent pacemaker implantation	ペースメーカ植え込み術
PMI	post-myocardial infarction (syndrome)	心筋梗塞後症候群
PML	posterior mitral leaflet	僧帽弁後尖
PAN	polyarteritis nodosa	結節性多発動脈炎
PNC	polyarteritis nodosa cutanea	皮膚結節性多発動脈炎
PND	paroxysmal nocturnal dyspnea	発作性夜間呼吸困難
PNS	parasympathetic nervous system	副交感神経系
PO₂	partial pressure of oxygen	酸素分圧

POBA	plain old balloon angioplasty	バルーン冠動脈拡張術
POD	postoperative day	術後日数
PP	pulse pressure	脈圧
PPA	pure pulmonary atresia	純型肺動脈閉鎖
PPE	personal protective equipment	個人防護具
PPH	primary pulmonary hypertension	原発性肺高血圧症
PPN	peripheral parenteral nutrition	末梢静脈栄養
PPS	peripheral pulmonary stenosis	末梢性肺動脈狭窄
PPV	positive pressure ventilation	陽圧換気
PQ	PQ time	PQ時間
PR	PR interval	PR間隔
PR	pulmonary regurgitation	肺動脈弁逆流症
PR	pulse rate	脈拍数
PRP	pressure rate product	ダブルプロダクト
PS	pulmonary stenosis	肺動脈狭窄
PSV	pressure support ventilation	圧支持換気
PSVT	paroxysmal supraventricular tachycardia	発作性上室頻拍
PT	prothrombin time	プロトロンビン時間
PTA	percutaneous transluminal angioplasty	経皮的血管形成術
PTAC	percutaneous transluminal aortic commissurotomy 経皮的バルーン大動脈弁切開術	
PTCA	percutaneous transluminal coronary angioplasty 経皮的経管冠動脈形成術	
PTCR	percutaneous transluminal coronary recanalization 経皮的経管冠動脈再疎通術	
PTCRA	percutaneous transluminal coronary rotational atherectomy 経皮経管冠動脈回転アテレクトミー	
PTE	pulmonary thromboembolism	肺血栓塞栓症
PT-INR	prothrombin time: international normalized ratio プロトロンビン時間国際標準化比	
PTMC	percutaneous transvenous mitral commissurotomy 経皮経静脈的僧帽弁交連切開術	
PTR	percutaneous revascularization	経皮的血行再建術
PTS	postthrombotic syndrome	血栓後症候群
PTSMA	percutaneous transluminal septal myocardial ablation 経皮的中隔心筋焼灼術	
PTT	partial thromboplastin time	部分トロンボプラスチン時間
PV	pulmonary vein	肺静脈
PVC	premature ventricular contraction	心室期外収縮
PVD	peripheral vascular disease	末梢血管疾患
PVE	prosthetic valve endocarditis	人工弁心内膜炎
PVO	pulmonary venous obstruction	肺静脈閉塞
$P\bar{v}O_2$	mixed venous oxygen tension	混合静脈血酸素分圧
PVOD	pulmonary vascular obstructive disease	肺血管閉塞性病変
PVR	peripheral vascular resistance	末梢血管抵抗
PVR	pulmonary valve replacement	肺動脈弁置換術
PVR	pulmonary vascular resistance	肺血管抵抗
PVS	pulmonary valve stenosis	肺動脈弁狭窄症
PVT	paroxysmal ventricular tachycardia	発作性心室頻拍
PVT	pulseless ventricular tachycardia	無脈性心室頻拍

PWV	pulse wave velocity 脈波伝播速度	
Q		
QCA	quantitative cardioangiography 定量的冠動脈造影法	
QOL	quality of life クオリティオブライフ、生活の質	
Qp/Qs	ratio of pulmonary to systemic blood flow 肺体血流比	
QRS	QRS キューアールエス	
QS/QT	right to left shunt ratio 肺内シャント率	
QT	QT interval QT間隔	
R		
RA	rest angina 安静狭心症	
RA	right atrium 右心房	
RAA	renin-angiotensin aldosterone system レニン・アンジオテンシン・アルドステロン系	
RAA	right atrial appendage 右心耳	
RAD	right atrial dimension 右房径	
RAD	right axis deviation 右軸偏位	
RAH	right atrial hypertrophy 右房肥大	
RAO	right anterior oblique 右前斜位	
RAP	right atrial pressure 右房圧	
RAS	renin-angiotensin system レニン・アンジオテンシン系	
RASS	Richmond agitation-sedation scale リッチモンド鎮静興奮スケール	
RBBB	right bundle branch block 右脚ブロック	
RBC	red blood cell 赤血球	
RC	respiratory compensation point 呼吸代償点	
RCA	right coronary artery 右冠動脈	
RCC	right coronary cusp 右冠尖	
RCCP	right coronary cusp prolapse 右冠尖逸脱	
RCG	radiocardiograph 心放射図	
RCM	restrictive cardiomyopathy 拘束型心筋症	
RCP	retrograde cerebral perfusion 逆行性脳還流法	
RCT	randomized controlled trial ランダム化臨床試験	
RF	rapid filling 急速充満期	
RHC	right heart catheterization 右心カテーテル	
RHD	rheumatic heart disease リウマチ性心疾患	
RHF	right (sided) heart failure 右心不全	
RI	radioisotope 放射性同位元素	
RISA	radioactive iodinated serum albumin 放射性ヨード標識血清アルブミン	
RMI	recent myocardial infarction 亜急性心筋梗塞	
R on T	R on T premature contraction R on T型期外収縮	
ROSC	return of spontaneous circulation 心拍再開	
RPA	right pulmonary artery 右肺動脈	
RR	RR interval RR間隔	
RRP	relative refractory period 相対不応期	
RRPM	rate responsive pacemaker 心拍応答型ペースメーカ	
RSB	right sternal border 胸骨右縁	
rt-PA	recombinant tissue plasminogen activator 遺伝子組み換え組織プラスミノゲンアクチベータ	
RV	right ventricle 右心室	

RVAS	right ventricular assist system 右心補助人工心臓	
RVB	right ventricular branch 右室枝	
RVD	right ventricular dimension 右室径	
RVEDP	right ventricular end-diastolic pressure 右室拡張終期圧	
RVEF	right ventricular ejection fraction 右室駆出分画	
RVET	right ventricular ejection time 右室駆出時間	
RVF	right ventricular failure 右室不全	
RVFP	right ventricular filling pressure 右室充満圧	
RVG	right ventriculography 右室造影	
RVH	renovascular hypertension 腎血管性高血圧	
RVH	right ventricular hypertrophy 右室肥大	
RVI	right ventricular infarction 右室梗塞	
RVOT	right ventricular outflow tract 右室流出路	
RVP	right ventricular pressure 右室圧	
RVRR	renal vein renin ratio 腎静脈血レニン比	
RVSWI	right ventricular stroke work index 右室1回仕事量係数	

S

S1	first heart sound 第1心音
S2	second heart sound 第2心音
S3	third heart sound 第3心音
S4	fourth heart sound 第4心音
SA	single atrium 単心房
SA	stable angina 安定狭心症
SA block	sinoatrial block 洞房ブロック
SACT	sinoatrial conduction time 洞房伝導時間
SAM	systolic anterior motion 収縮期前方運動
SAN	sinoatrial node 洞房結節
SAP	systemic arterial pressure 全身血圧
SAS	sedation-agitation scale 鎮静興奮スケール
SAS	sleep apnea syndrome 睡眠時無呼吸症候群
SAS	Specific Activity Scale 身体活動尺度
SASS	supravascular aortic stenosis syndrome 大動脈弁上狭窄症症候群
SAT	subacute stent thrombosis 亜急性ステント血栓症
SB	septal branch 中隔枝
SBE	subacute bacterial endocarditis 亜急性細菌性心内膜炎
SBP	systolic blood pressure 収縮期血圧
SCA	sudden cardiac arrest 突然心停止
SCD	systemic carnitine deficiency 全身性カルニチン欠乏症
SCP	selectivecerebral perfusion 選択的脳灌流法
SDB	sleep-disordered breathing 睡眠呼吸障害
SEMI	subendocardial myocardial infarction 心内膜下心筋梗塞
SGC	Swan-Ganz's catheter スワンガンツカテーテル
SHP	Schonlein-Henoch purpura シェーンライン・ヘノッホ紫斑病
SI	shock index ショックインデックス
SI	stroke index 1回心拍出係数
SIMV	synchronized intermittent mandatory ventilation 同期的間欠強制換気
SLV	single left ventricle 単左室
SM	systolic murmur 収縮期雑音

SMC	smooth muscle cell	血管平滑筋
SMI	silent myocardial ischemia	無症候性心筋虚血
SNRI	serotonin-noradrenaline reuptake inhibitor セロトニン・ノルアドレナリン再取り込み阻害薬	
SNRT	sinus node recovery time	洞結節回復時間
SNS	sympathetic nervous system	交感神経系
SOB	shortness of breath	息切れ
SOS	sinusoidal obstruction syndrome	類洞閉塞症候群
SpO$_2$	saturation of percutaneous oxygen	経皮的酸素飽和度
SPP	skin perfusion pressure	皮膚灌流圧
SQTS	short QT syndrome	QT短縮症候群
SR	sinus rhythm	洞調律
SRV	single right ventricle	単右室
SSI	surgical site infection	手術部位感染
SSRI	serotonin selective reuptake inhibitor 選択的セロトニン再取り込み阻害薬	
SSS	sick sinus syndrome	洞不全症候群
ST	sinus tachycardia	洞頻脈
ST	ST-segment	ST部分
STEMI	ST elevation myocardial infarction	ST上昇型心筋梗塞
STI	systolic time interval (index)	収縮時間(指数)
SV	single ventricle	単心室
SV	stroke volume	1回心拍出量
SVC	superior vena cava	上大静脈
SVCG	superior vena cavography	上大静脈造影
SVD	single vessel disease	一枝病変
SVG	saphenous vein graft	大伏在静脈グラフト
SVI	stroke volume index	1回拍出係数
SvO$_2$	mixed venous oxygen saturation	混合静脈血酸素飽和度
SVPC	supraventricular premature contraction	上室期外収縮
SVR	systemic vascular resistance	全身血管抵抗
SVT	supraventricular tachycardia	上室頻拍
SWI	stroke work index	1回仕事係数
T		
TA	tricuspid atresia	三尖弁閉鎖症
TAA	thoracic aortic aneurysm	胸部大動脈瘤
TAAA	thoraco-abdominal aortic aneurysm	胸腹部大動脈瘤
tachy	tachycardia	頻脈
TACT	therapeutic angiogenesis by cell transplantation 自己骨髄単核球細胞移植	
TAO	thromboangitis obliterans	閉塞性血栓性血管炎
TAP	tricuspid annuloplasty	三尖弁輪形成術
TAPVC	total anomalous pulmonary venous connection	総肺静脈還流異常
TAT	thrombin-antithrombin complex トロンビン-アンチトロンビン複合体	
TAVI	transcatheter aortic valve implantation	経カテーテル大動脈弁留置術
TAVR	transcatheter aortic valve replacement	経カテーテル大動脈弁置換術
TBT	thrombo test	トロンボテスト
TC	total cholesterol	総コレステロール
TCP	transcutaneous pacemaker	経皮的ペーシング

TCPC	total cavopulmonary connection	両大静脈肺動脈吻合術
TCRV	two chambered right ventricle	右室二腔症
TDP	Torsades de Pointes（仏）	トルサド・ポア
TDS	tobacco dependence screener	たばこ依存症スクリーニング
TEA	thromboendarterectomy	血栓内膜摘除術
TEC	transluminal extraction catheter atherectomy	吸引性粥腫切除術
TEE	transesophageal echocardiography	経食道心エコー法
TET	treadmill exercise test	トレッドミル運動負荷試験
T/F	tetralogy of Fallot	ファロー四徴症
TG	triglyceride	トリグリセリド[トリグリセライド]
TGA	transposition of great arteries	大血管転位
TI	tricuspid insufficiency	三尖弁閉鎖不全症
TLC	total lung capacity	全肺気量
TM	thrombomodulin	トロンボモジュリン
TMA	thrombotic microangiopathy	血栓性微小血管症
TN	troponin	トロポニン
TOF	tetralogy of Fallot	ファロー四徴症
TOS	thoracic outlet syndrome	胸郭出口症候群
TP	thrombophlebitis	血栓性静脈炎
t-PA	tissue plasminogen activator	組織プラスミノゲンアクチベータ
TPL	thromboplastin	トロンボプラスチン
TPN	total parenteral nutrition	完全静脈栄養
TPR	temperature, pulse, respiration	体温、脈拍、呼吸
TPV	total plasma volume	全血漿量
TPVR	total peripheral vascular resistance	全末梢血管抵抗
TPVR	total pulmonary vascular resistance	全肺血管抵抗
TR	tricuspid regurgitation	三尖弁逆流症
TS	tricuspid stenosis	三尖弁狭窄症
TT	thrombin time	トロンビン時間
TTE	transthoracic echocardiography	経胸壁心エコー法
TTIT	tissue thromboplastin inhibition test	トロンボプラスチン抑制試験
TV	tricuspid valve	三尖弁
TVD	triple vessel disease	三枝病変
TVE	transvenous embolization	経静脈的塞栓術
TVP	tricuspid valve plasty	三尖弁形成術
TVR	total vascular resistance	全血管抵抗
TVR	tricuspid valve replacement	三尖弁置換術
TXA$_2$	thromboxane A$_2$	トロンボキサンA$_2$
U		
UAP	unstable angina pectoris	不安定狭心症
UCG	ultrasonic cardiography	超音波心臓検査
UCT	ultrasonic cardiotomogram	心断層エコー図
UK	urokinase	ウロキナーゼ
ULSB	upper left sternal border	胸骨左縁上部
UP	universal precaution	ユニバーサルプリコーション
u-PA	urokinase-type plasminogen activator	ウロキナーゼ型プラスミノゲンアクチベータ
US	ultrasonography	超音波検査
	urinary tract infection	尿路感染

V

V	vein	静脈
VA	alveolar ventilation per minute	肺胞換気量
VAD	ventricular assist device	心室補助人工心臓
VAP	variant angina pectoris	異型狭心症
V̇A/Q̇	ventilation perfusion quotient	換気血流比
VAS	ventricular assist system	補助人工心臓
VAT	ventricular activation time	心室興奮伝達時間
VAT	ventricular pacing-atrial sensing-triggered pacing 心房同期型心室ペーシング	
VC	vena cava	大静脈
VCG	vectorcardiogram	ベクトル心電図
VD	vascular disease	血管疾患
VD	vasodilator	血管拡張薬
VDCC	voltage-dependent calcium channel	電位依存性カルシウム・チャネル
VDD	ventricle-double-double pacing	心室抑制心房同期型心室ペーシング
VDH	valvular disease of heart	心臓弁膜症
V̇E	minute ventilation	分時換気量
VE/VCO₂	ventilatory equivalent for carbon dioxide	二酸化炭素排泄量
VF	ventricular flutter	心室粗動
Vf	ventricular fibrillation	心室細動
VHD	valvular heart disease	心弁膜疾患
VHDL	very high density lipoprotein	超高密度リポ蛋白
VI	volume index	容積指数
VILI	ventilator induced lung injury	人工呼吸器誘発肺損傷
VLDL	very low density lipoprotein	超低密度リポ蛋白
VO₂	oxygen uptake	酸素摂取量
VOD	venoocclusive disease	静脈閉塞性疾患
VP	venous pressure	静脈圧
VP	ventricular pressure	心室内圧
VPC	ventricular premature contraction	心室期外収縮
VS	vital sign	生命徴候
VSA	vasospastic angina	血管攣縮性狭心症
VSD	ventricular septal defect	心室中隔欠損
VSP	ventricular septal perforation	心室中隔穿孔
VSR	ventricular septal rupture	心室中隔破裂
VT	ventricular tachycardia	心室頻拍
VVI	ventricle-ventricle-inhibit pacing	心室抑制型心室ペーシング
VVR	vasovagal reaction	血管迷走神経反応

W・X

WBC	white blood cell count; leukocyte count	白血球数
WPW	Wolff-Parkinson-White syndrome ウォルフ・パーキンソン・ホワイト症候群	
X-P	X-ray photograph	X線写真

索引

欧文

5-HT₂拮抗薬	93
A-aDO₂	38
ABI	60
AF	44
Af	44
AIUEO TIPS	21
ALSアルゴリズム	65
AOG	34
AOP	35
ARB	91
ASD	56
ASO	60
BE	38
Beckの三徴	38
BLSアルゴリズム	64
BMS	74
BPS	101
CAG	34
CEAP分類	61
CI	35
CO	35
COX-1阻害薬	93
CPOT	101
CRT	77
CTAS/JTASのトリアージレベル分類	63
CVC	71
CVP	35, 71
DCA	74
DES	74
DS	18
ePTFE	80
ERV	18
Fontaine分類	60
Forrester分類	49
FRC	18
FXa阻害薬	93
GCS	24
HADS	105
IC	18
ICD	77
ICDSC	104
IRV	18
JCS	23
Killip分類	48
LAP	35
LOS	69
LVEDP	35
LVG	34
VP	35
MSE	106
Nohria-Stevenson分類	
NYHA心機能分類	42
OPCAB	76
PAC	44
PaCO₂	38
PAD	60
PAG	34
PaO₂	38
PAP	35
PAWP	35
PCI	34, 74, 75
PDA	56
PDE阻害薬	93
PSVT	44
PTCA	74
PVC	44
RAP	35
RASS	103
RV	18
RVP	35
SaO₂	38
SAS	102
SPP	60
SSI	82
SSS	45
TAO	60
TBI	60
TLC	18
TOF	56
t-PA製剤	92
TV	18
VC	18
VF	45
Virchowの3徴	61
VSD	56
VT	44
VVR	36
WPW症候群	44

あ

アイゼンメンジャー症候群	56
あえぎ呼吸	17
握雪音	16
アシドーシス	38
圧痕水腫のレベル	28
アナフィラキシーショック	43
アルカローシス	38
α₁遮断薬	92
アレンテスト	39
アンジオテンシンⅡ受容体拮抗薬	91
アンジオテンシン変換酵素阻害薬	91

い

易感染状態	69
意識障害	21, 22, 24
異常呼吸音	16
異常呼吸パターン	17
異常心音	29
痛みのアセスメント	101
Ⅰ音	29
1度房室ブロック	45
1回換気量	18
イベント心電図	31

う

植え込み型除細動器	77
ウェンケバッハ型	45
右室圧	35
右室造影	34
右心カテーテル	34, 35
右心不全	48
うつ病	100
右房圧	35
ウロキナーゼ製剤	92
運動負荷心電図	31
運動療法	90

え・お

円筒状病変	37
横隔膜可動域	15
音声振盪	15

か

解離性瘤	58
下顎呼吸	17
過活動型せん妄	98
過換気	14
拡張型心筋症	55
拡張期雑音	30
過呼吸	17
下肢静脈瘤	61
過剰塩基	38
ガス交換障害	69
仮性瘤	58
カテコラミン製剤	94
カテーテルアブレーション	78
カテーテル治療	74
カリウムチャネル開口薬	96
カルシウム拮抗薬	91, 96
乾音	16
間欠的空気圧迫法	62
観血的動脈圧モニタリング	39
間欠熱	19
冠状動脈裂孔	75
関心期	89
乾性ラ音	16

感染	69
完全脚ブロック	45
感染経路別対策	85
感染性心内膜炎	54, 57
感染対策	82
完全房室ブロック	45
冠動脈	37
冠動脈ステント留置術	74
冠動脈造影	34, 36
冠動脈バイパス術	76
冠動脈病変	37
陥没呼吸	17
冠攣縮性狭心症	52

き

奇異呼吸	17
期外収縮	44
機械弁	79
気管音	16
気管支音	16
気管支端息	68
気胸	71
危険な不整脈	46
喫煙指数	88
喫煙ステージ	88
気道異物	68
機能的残気量	18
脚ブロック	45
逆流性雑音	30
ギャロップ音	29
急性冠動脈閉塞	75
急性心筋梗塞	52
急性心不全	48
急性腎不全	69
急性大動脈解離	51
胸郭の拡張	15
胸腔ドレーン	72
狭心症	52
狭心症治療薬	96
強心薬	94
胸痛	41, 67
胸腹部大動脈瘤	58
胸部大動脈瘤	58
胸部誘導	33
胸膜摩擦音	16
虚血性心疾患	52, 86
魚油	93
禁煙指導	88
禁煙の5Aアプローチ	88
禁煙補助薬	89
緊急薬剤	66
緊張性気胸	67, 68

く

空気感染	85

偶発性低体温症	20
駆出performance性雑音	30
クスマウル呼吸	17
クスマウル徴候	47
グラスゴーコーマスケール	24

け

頸静脈怒張	26
頸動脈の拍動	26
携帯心電図	31
経皮経管冠状動脈形成術	74
経皮的冠動脈インターベンション	34, 74, 75
稽留熱	19
血圧	16
血液凝固・線溶検査	40
血液分布異常性ショック	43
血管内治療	34
血管迷走神経反応	36
血行動態検査	34
血腫	71
血栓溶解薬	92
限局性病変	37

こ

降圧目標	87
降圧薬	91
降圧利尿薬	91
高位結紮術	61
抗凝固薬	81, 93
抗凝固療法	62
高血圧	25, 87
抗血小板薬	81, 93
抗血栓療法	81
交互脈	13
後出血	69
高体温	20
抗トロンビン薬	93
抗不整脈薬	95
呼吸	16
呼吸困難	42, 68
呼吸数	14
呼吸の観察	14
呼吸の触診	15
コースクラックル	16
コロトコフ音	25
混合型せん妄	98

さ

サイクリックAMP剤	94
最大吸気量	18
左室圧	35
左室拡張終期圧	35
左室造影	34

左心カテーテル	34, 35
左心不全	48
左房圧	35
Ⅲ音	29
残気量	18
3-3-9度	23
3度房室ブロック	45

し

ジギタリス製剤	94
死腔量	18
脂質異常症	87
脂質管理目標	87
四肢誘導	33
視診	26
死戦期呼吸	17
シーソー呼吸	17
弛張熱	19
失神	42
湿性ラ音	16
自転車エルゴメータ	31
ジャパンコーマスケール	23
収縮期雑音	30
収縮性心膜炎	54
重症不整脈	69
重炭酸イオン	38
12誘導心電図	31, 33
熟考期	89
手指衛生	84
手術創の清浄度	82
手術部位感染	82
術後管理	69
術後ドレーン	72
術後モニタリング	70
循環器系心身症	97
循環血液量減少性ショック	43
準備期	89
昇圧薬	95
少呼吸	17
硝酸薬	96
症状性精神障害	97
小ան	13
静脈血栓塞栓症	62
静脈疾患	61
触診	27
徐呼吸	14, 17
ショック	43
ショックスコア	43
徐脈	13
徐脈性不整脈	45
心音	29
心外閉塞・拘束性ショック	43
心筋梗塞	52, 53

心筋疾患	55
神経原性ショック	43
心係数	35
心血管造影	34
心原性ショック	43
人工血管置換術	80
人工呼吸器関連肺炎	69
人工弁置換術	79
心雑音	30
心室期外収縮	44
心室細動	45
心室充満雑音	30
心室中隔欠損症	56
心室頻拍	44
真性瘤	58
心臓カテーテル	34
心臓ペースメーカ	77
心臓弁膜症	50, 51
身体活動量	90
心タンポナーデ	47, 69
心電図	31
心電図の基本波形	32
心嚢穿刺	47
心嚢ドレーン	47, 72
心肺蘇生	64
心拍出量	13
心拍動下冠状動脈バイパス術	80
深部静脈血栓症	61
不全	48, 49, 57
心房期外収縮	44
心房細動	44
心房粗動	44
心房中隔欠損症	56
心膜疾患	54

す

水泡音	16
スタンフォード分類	59
ステントグラフト内挿術	80
ステント血栓症	75
ストリッピング術	61
スパイログラム	18
スリル	26
スワンガンツカテーテル	34
スワン点	25

せ

生体弁	79
咳エチケット	85
接触感染	85
前縦隔ドレーン	72
先天性心疾患	56
全肺気量	18

せん妄	73, 97, 98, 99, 100, 104

そ

僧帽弁狭窄症	50, 79
僧帽弁閉鎖不全症	50, 79
足関節上腕血圧比	60
足指上腕血圧比	60
速脈	13

た

体温測定	19
対光反射	22
体心室不全	57
大動脈圧	35
大動脈解離	59
大動脈縮窄症	56
大動脈造影	34
大動脈弁狭窄症	51, 56, 79
大動脈弁閉鎖不全症	51, 79
大動脈瘤	58
体表面加算心電図	31
タイプA行動パターン	97
大脈	13
多呼吸	17
タバコ依存症スクリーニングテスト	88
弾性ストッキング	62
断続性ラ音	16
タンポナーデ	75

ち

チアノーゼ性心疾患	56
チエノピリジン誘導体	93
チェーンストークス呼吸	17
致死性不整脈	46
遅脈	13
中心静脈圧	35, 71
中心静脈栄養	71
中心静脈カテーテル	71
中心性チアノーゼ	26
超低体温循環停止法	80
直接トロンビン阻害薬	93
鎮静レベルのアセスメント	102

て

低活動型せん妄	98
低després	14
低心拍出量症候群	69
低体温	20
剃毛	83
笛声音	16

と

動悸	41
瞳孔所見	22
洞性徐脈	45
洞性頻脈	44
疼痛	73
洞停止	45
洞不全症候群	45
洞房ブロック	45
動脈管開存症	56
動脈血液ガス分析	38
動脈血酸素分圧	38
動脈血酸素飽和度	38
動脈血二酸化炭素分圧	38
動脈疾患	58, 60
動脈穿刺	71
ドベーキー分類	59
努力呼吸	17
トレッドミル法	31

に

II音	29
ニコチンガム	89
ニコチンパッチ	89
2度房室ブロック	45
二峰性脈	13
認知症	97, 100

ね・の

熱型	19
捻髪音	16
脳保護法	80

は

肺活量	18
肺気量	18
敗血症性ショック	43
肺血栓塞栓症	67, 68
肺高血圧	57
肺心室不全	57
肺動脈圧	35
肺動脈狭窄症	56
肺動脈楔入圧	35
肺動脈造影	34
肺胞音	16
肺胞気-動脈血酸素分圧較差	60
バージャー病	60
波状熱	19
ばち状指	26
バブリング	72
バレニクリン	89

ひ

ビオー呼吸	17
皮下ドレーン	72
肥大型心筋症	55

ビタミンK依存性凝固因子合成阻害薬	93
非チアノーゼ性心疾患	56
皮膚灌流圧	60
飛沫感染	85
びまん性病変	37
標準予防策	84
鼻翼呼吸	17
頻呼吸	14, 17
頻拍	13
頻脈性不整脈	44

ふ

ファインクラックル	16
ファロー四徴症	56
不安定狭心症	52
不安・抑うつ測定尺度	105
不穏	73
不完全脚ブロック	45
副雑音	16
腹部臓器保護法	80
腹部大動脈瘤	58
浮腫	28
不整脈	44, 57
不整脈治療	77
ブリンクマン指数	88
フルクテーション	72
プロスタグランジン製剤	93

へ

ベアメタルステント	74
閉塞性血栓性血管炎	60

閉塞性動脈硬化症	60
ペーシング機能不全	77
ペーシングスパイク	77
ペーシングモード	77
ペプローによる不安のレベル	105
弁形成術	79

ほ

方向性冠状動脈粥腫切除術	74
防護用具	84
ホスホジエステラーゼ阻害薬	94
発作性上室頻拍	44
ホーマンズ徴候	27, 61
ホルター心電図	31
ボーン・ウイリアムズ分類	95

ま

マスター二階段法	31
末梢循環	27
末梢性チアノーゼ	26
末梢動脈疾患	60
末梢動脈の触知	13
慢性心不全	48

み・む・め

脈拍	13
無関心期	89
無呼吸	14, 17
メッツ	90

も

モニタ心電図	33
モニター心電図	31
モビッツⅡ型	45

や・ゆ

薬剤溶出性ステント	74
有茎動脈グラフト	76
遊離動脈グラフト	76

よ

ヨード造影剤	36
予備吸気量	18
予備呼気量	18
予防的抗菌薬投与	83
Ⅳ音	29

ら・り・る

ラムゼイスコア	102
リキャップ	85
リフィリングタイム	27
ルークス徴候	61

れ

レニン阻害薬	92
レバイン分類	30
連続性雑音	30
連続性ラ音	16

ろ

ローウェンブルグス徴候	61
労作性狭心症	52
ロータブレータ	74
ローンの分類	44

参考文献

小川 聡, 井上 博編. 標準循環器病学. 医学書院, 2001.
赤坂隆史, 吉川純一編. 新・心臓病診療プラクティス. 文光堂, 2004.
循環器病の診断と治療に関するガイドライン(2005年度合同研究班報告) 虚血性心疾患の一次予防ガイドライン(2006年改訂版). http://www.j-circ.or.jp/guideline/pdf/JCS2006_kitabatake_h.pdf
杉本恒明, 矢崎義雄編. 内科学 第9版. 朝倉書店, 2007.
植木純, 宮脇美保子監修・編集. ポケット版 看護に生かすフィジカルアセスメント. 照林社, 2007.
人工呼吸中の鎮静ガイドライン作成委員会編. 人工呼吸中の鎮静のためのガイドライン. 日本呼吸療法医学会, 2007.
合同研究班参加学会(日本循環器学会, 日本医学放射線学会, 日本胸部外科学会他) 循環器病の診断と治療に関するガイドライン(2008年度合同研究班報告) 肺血栓塞栓症および深部静脈血栓症の診断, 治療, 予防に関するガイドライン(2009年改訂版). http://www.j-circ.or.jp/guideline/pdf/JCS2009_andoh_h.pdf
合同研究班参加学会(日本循環器学会, 日本医学放射線学会, 日本胸部外科学会他). 循環器疾患における抗凝固・抗血小板療法に関するガイドライン(2009年改訂版). http://www.j-circ.or.jp/guideline/pdf/JCS2009_hori_d.pdf
日本高血圧学会高血圧治療ガイドライン作成委員会編. 高血圧治療ガイドライン2009. ライフ・サイエンス出版, 2009.
竹末芳生, 藤野智子編. エキスパートナース・ガイド 術後ケアとドレーン管理. 照林社, 2009.
日本痛風・核酸代謝学会ガイドライン改訂委員会編. 高尿酸血症・痛風の治療ガイドライン. メディカルレビュー社, 2010.
日本蘇生協議会, 日本救急医療財団監. JRC蘇生ガイドライン2010. へるす出版, 2011.
日本救急医学会・日本救急看護学会・日本臨床救急医学監. 緊急度判定支援システム-プロバイダーマニュアル. へるす出版, 2011.
循環器病の診断と治療に関するガイドライン(2011年度合同研究班報告). 心血管疾患におけるリハビリテーションに関するガイドライン(2012年改訂版). http://www.j-circ.or.jp/guideline/pdf/JCS2012_nohara_h.pdf
種池禮子, 岡山寧子編. スキルアップパートナーズ ヘルス・フィジカルアセスメント. 照林社, 2012.
日本動脈硬化学会編. 動脈硬化性疾患予防ガイドライン2012年版. 日本動脈硬化学会, 2012.
道又元裕監, 窪田博, 大槻直美, 平澤英子編. 見てわかる循環器ケア-看護手順と疾患ガイド. 照林社, 2013.
大八木秀和. まるごと図解 循環器疾患. 照林社, 2013.
三宅良彦監. すべてわかる循環器. 照林社, 2014.

(発行年順)

豆チョコ 循環ケア

2014年5月5日　第1版第1刷発行
2018年7月10日　第1版第5刷発行

監修者　青見　茂之
発行者　有賀　洋文
発行所　株式会社 照林社
　　　　〒112-0002
　　　　東京都文京区小石川2丁目3-23
　　　　電話　03-3815-4921（編集）
　　　　　　　03-5689-7377（営業）
　　　　http://www.shorinsha.co.jp/

印刷所　共同印刷株式会社

- 本書に掲載された著作物（記事・写真・イラスト等）の翻訳・複写・転載・データベースへの取り込み、および送信に関する許諾権は、照林社が保有します。
- 本書の無断複写は、著作権法上の例外を除き禁じられています。本書を複写される場合は、事前に許諾を受けてください。また、本書をスキャンしてPDF化するなどの電子化は、私的使用に限り著作権法上認められていますが、代行業者等の第三者による電子データ化および書籍化は、いかなる場合も認められていません。
- 万一、落丁・乱丁などの不良品がございましたら、「制作部」あてにお送りください。送料小社負担にて良品とお取り替えいたします（制作部 ☎0120-87-1174）。

検印省略（定価はカバーに表示してあります）
ISBN978-4-7965-2320-2
©Shorinsha/2014/Printed in Japan